婴幼儿增强免疫力

李顺　著

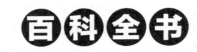

百科全书

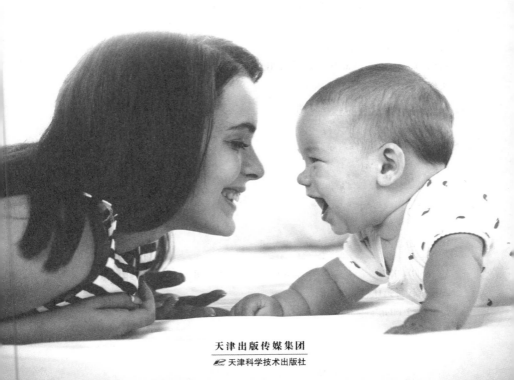

天津出版传媒集团

天津科学技术出版社

图书在版编目（CIP）数据

婴幼儿增强免疫力百科全书 / 李顺著. -- 天津 ：
天津科学技术出版社，2019.10

　　ISBN 978-7-5576-6263-9

　　Ⅰ．①婴… Ⅱ．①李… Ⅲ．①儿科学－免疫学 Ⅳ.
①R720.3

　　中国版本图书馆CIP数据核字(2019)第066820号

婴幼儿增强免疫力百科全书
YINGYOUER ZENGQIANG MIANYILI BAIKE QUANSHU
责任编辑：胡艳杰

出　　版：天津出版传媒集团
　　　　　天津科学技术出版社
地　　址：天津市西康路35号
邮　　编：300051
电　　话：(022) 23332695
网　　址：www.tjkjcbs.com.cn
发　　行：新华书店经销
印　　刷：凯德印刷（天津）有限公司

开本 880×1230　1/32　印张6.5　字数 120 000
2019年10月第1版第1次印刷
定价：42.00元

前言
PREFACE

　　婴幼儿时期是孩子生长发育的快速期，因此，关注孩子的身心健康非常重要，如果父母错过了维护宝宝身心健康的关键期，即使以后花上好几倍的功夫，也未必可以让宝宝完全恢复健康。这就需要父母未雨绸缪，增强宝宝的免疫力，从而让宝宝少生病、不生病，拥有更健康的身体、更快乐的人生。

　　尤其在婴幼儿时期，宝宝的生理特点是脏腑娇嫩，各器官功能发育尚不完善。因此，宝宝对疾病的抵抗、防御能力较弱，容易患各种疾病。

　　宝宝每一次发烧、每一次感冒、每一声咳嗽，甚至每一次吐奶，一点一滴、一举一动都牵动着父母的心。都说"生病的宝宝最可怜"，只有当自己为人父母，亲手养育一个宝宝时，才能切身体会到其中的五味杂陈，有怜惜、有急切、有焦虑，也有宝宝身体恢复时的喜悦等。但是，父母在忧虑、担心之余，是否想过宝宝常患病，除了外界的影响，其实更多的与宝宝自身的免疫力有关？

宝宝自出生后，每天都会接触各种微生物，如细菌、病毒、真菌、衣原体、支原体等。宝宝是否会因接触这些微生物而生病，以及宝宝生病后康复速度的快慢，在很大程度上取决于宝宝免疫力的强弱。那么，什么是免疫力呢？

免疫力是人体自身的防御机制，是识别和消灭侵入人体的任何异物（病毒、细菌等），处理衰老、损伤、死亡、变性的自身细胞，以及识别和处理体内突变细胞和病毒感染细胞的能力，是人体识别和排除"异己"的生理反应。同时，免疫力也包括心理上的抗压能力。

作为父母，我们必须了解和认识宝宝的免疫力，这样才能为宝宝的健康建立全方位的安全保障，做到让宝宝少生病，以及加速病后的恢复。

本书从婴幼儿的生理特点出发，以增强宝宝的免疫力为主线，共分七章。首先介绍了有关宝宝免疫力的基础知识；接着，分母乳喂养、均衡营养、重视细节、接种疫苗四个方面，依次具体阐述了增强宝宝免疫力的方法；最后，本书从宝宝免疫力疾病的科学护理及解答有关免疫力的疑惑两个方面进行了详细的阐述。

总之，与宝宝免疫力有关的大部分问题，在本书中都能找到答案。本书旨在帮助父母提高宝宝的免疫力，培养出活泼健康、不爱生病的宝宝，同时给父母提供科学的育儿方法，带给孩子更为人性化的关爱。

　　父母应意识到，宝宝免疫力的强弱与父母的护理是否得当有着密切的关系。因为，婴幼儿时期宝宝的免疫力可以通过后天得到加强。这就需要父母了解免疫力，以为宝宝一生的健康撑好保护伞。

　　希望每一位父母，在读了本书后，都能有所获益。祝愿每一个宝宝都能健康快乐地成长！

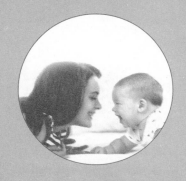

目录
CONTENTS

第一章

建立免疫力，为宝宝一生健康撑好保护伞

养育孩子是一门学问。有的父母从容不迫，有的父母紧张兮兮。"为什么我的孩子比别的孩子身体差呢？"很多年轻的父母感到疑惑。其实，这跟孩子的免疫力低下有密切关系。

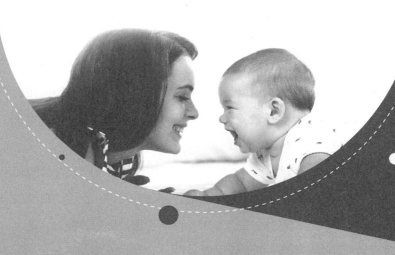

认识免疫和免疫力

宝宝的健康状况和他的免疫力有着十分密切的关系，免疫力差的宝宝容易生病，免疫力强的宝宝则较少生病。可以说，免疫力是宝宝健康最好的保护伞。那么，父母们知道什么是免疫和免疫力吗？让我们一起来了解一下吧。

免疫和免疫力的概念

"免疫"一词，最早见于中国明代医书《免疫类方》，书中的含义是"免除疫疬"，也就是防治传染病的意思。明代时中医用稀痘方预防天花，开创了世界免疫学的先河。可以说，中国传统中医是研究免疫力的"鼻祖"。

免疫力是人体自身的防御机制，是识别和消灭侵入人体的任何异物（病毒、细菌等），处理衰老、损伤、死亡、变性的自身细胞，以及识别和处理体内突变细胞和被病毒感染细胞的能力，是人体识别和排除"异己"的生理反应。

宝宝是否会因每天都会接触各种微生物，如细菌、病毒、真菌、衣原体、支原体等而生病，以及宝宝生病后康复速度的快慢，在很大程度上取决于宝宝免疫力的强弱。当宝宝被病菌感染后，体内会产生抗体来消灭病菌。抗体会增强宝宝的免疫力以对抗疾病，并预防其再次发病。因此，防病之本在于增强宝宝的免疫力。可以说，免疫力是宝宝健康、快乐成长的保护伞，免疫卫士时刻保护着宝宝的健康。

免疫的分类

人体免疫功能的具体执行，要通过两支"大部队"来实现：一支是非特异性免疫，另一支是特异性免疫。这两支免疫"大部队"共同组成了人体抵御疾病的立体防线。

小贴士：婴幼儿免疫力非常脆弱，很容易被细菌等感染。因此，父母一定要科学地呵护好宝宝的身体，增强宝宝的免疫力。

1. 非特异性免疫

非特异性免疫又称先天性免疫，是指一个人或一个群体生来就具有的免疫力。很多疾病无论是家养的还是野生的动物都会感染，人类对这些疾病却有先天的免疫力。如猪瘟在猪群中传播得很快，但人类天生就不会得这种病；还有人的皮肤的屏障作用，吞噬细胞的吞噬作用，泪液、唾液中所含大量溶菌酶的杀菌作用等，它们都能帮助人体有效地防御病原体。这都是人体的非特异性免疫。

2. 特异性免疫

特异性免疫又称获得性免疫，这种免疫只针对一种病原体，是经后天感染（病愈或无症状的感染）或人工预防接种（菌苗、疫苗、类毒素、免疫球蛋白等）而使人体获得的抵抗感染的能力。通常人体是在受到微生物等抗原物质刺激后才会形成免疫细胞，并能与该抗原起特异性反应。

另外，特异性免疫分很多种，其中最常见的是自然免疫和人工免疫。

（1）自然免疫。一个人得了某种传染病，痊愈后，便不会得第二次。这种免疫力是当人自然感染了某种病原微生物，痊愈后，人体自动产生的，是后天获得的。比如，患过天花的人，身体里就产生了防御天花病毒的抗体，以后就不会患天花了。

（2）人工免疫。人工免疫也可以说接种疫苗，是把疫苗接种在健康的人的身体内，使其在不发病的情况下产生抗体，获得免疫。如宝宝接种的脊髓灰质炎、肝炎、破伤风、百日咳、白喉等疫苗。

非特异性免疫和特异性免疫有着十分微妙的关系。非特异性免疫是特异性免疫的基础，特异性免疫所产生的免疫物质又能增强非特异性免疫的作用。

人体免疫的三道防线

人体免疫有三道防线：第一道防线是由皮肤和黏膜及其分泌物构成的，能够阻挡病原体侵入人体，部分分泌物（如乳酸、脂肪酸、胃酸和酶等）具有杀菌的作用；第二道防线是由体液中的杀菌物质（如溶菌酶）和吞噬细胞构成的；第三道防线主要是由免疫器官和免疫细胞借助血液循环和淋巴循环组成的。第三道防线是人体的最后一道防线，如果外界的细菌、病毒突破了第三道防线，人就容易生病，甚至有生命危险。

免疫力的"护卫队"——免疫系统

免疫系统是人体的保护机制，正是因为它的防疫作用，所以人体被外界病菌侵袭的可能才会减少。现代免疫学认为，免疫力是人体识别和排除"异己"的生理反应，而人体内执行这一功能的正是免疫系统。

免疫系统是维护宝宝健康的主要屏障

免疫系统是人体执行免疫应答及免疫功能的重要系统，是维护宝宝健康的主要屏障。当宝宝在发育过程中受到外界环境中病毒、细菌等的侵袭时，宝宝体内的免疫系统就会像一支训练有素的"精锐部队"，迅速形成屏障，并开始识别宝宝身体里的外来异物，排斥并努力消灭它们，同时进行记忆储存。当同样的病毒、细菌等再次侵袭时，宝宝体内的免疫系统就不会再让其越雷池一步。但当宝宝体内的免疫系统力量不够，或出现漏洞的时候，宝宝的身体就可能出现相应的疾病。

免疫系统通过各个免疫器官的"通力合作"，产生大量的免疫细胞和免疫因子，因此，我们把免疫器官看作维护宝宝健康的主要"堡垒"，它们共同完成防御和战胜疾病的任务。下面介绍一下主要的免疫器官以及它们各自的功能。

1. 骨髓

骨髓是人体主要的造血器官。它是制造红细胞和白细胞的主要场所，而白细胞能杀灭与抑制各种病原体。

2. 胸腺

胸腺位于胸骨后、心脏的上方，是T淋巴细胞分化发育和成熟的场所。而淋巴器官的发育和机体免疫力的生成都需要T淋巴细胞。

3. 脾脏

脾脏是血液的"仓库"。它承担着过滤血液的职能，既能清除死亡的血细胞，并吞噬病毒和细菌；还能激活B细胞并使其产生大量的抗体。

4. 淋巴结

淋巴结的主要功能是过滤淋巴液，产生淋巴细胞和浆细胞，参与机体的免疫反应。当人体因感染而需作战时，外来的"入侵者"和免疫细胞都会聚集在这里，淋巴结就会肿大，我们用手可以摸到。

5. 扁桃体

扁桃体是人体的重要器官，具有免疫功能。它处于外源性病毒入侵人体的"前沿阵地"，是保护上呼吸道乃至整个机体使其免受病毒入侵的"哨兵"，被称为人体的免疫活性器官。扁桃体可产生淋巴细胞和抗体，具有抗细菌、抗病毒的防御功能。

6. 阑尾

阑尾具有丰富的淋巴组织，参与机体的免疫功能。它担负着机体的细胞免疫和体液免疫两大功能。

免疫系统的三大功能

人体健全的免疫系统有三大功能，具体如下。

1. 免疫防御功能

免疫防御功能主要用于防止外界病原体的入侵，清除已入侵的病原体（如细菌、病毒、真菌、支原体、衣原体、寄生虫

小贴士：宝宝免疫系统的建立是一个逐渐发展和成熟的过程，如果父母能够做好宝宝免疫器官的养护工作，宝宝的免疫力就能提高。

等）和其他有害物质。免疫防御功能过弱或缺乏，可导致免疫缺陷病；但如果应答过强或持续时间过长，则在清除病原体的同时，也会导致人体组织的损伤或功能异常，发生超敏反应。

2. 免疫监视功能

免疫监视功能主要用于随时识别和清除体内出现的"非己"成分，如由基因突变导致的肿瘤细胞、衰老细胞、死亡细胞或其他有害的成分。当免疫系统的识别功能出现了问题，造成"敌我不分"时，人的身体就会发生紊乱，患上疾病。

3. 免疫自身稳定功能

免疫自身稳定功能通过自身免疫耐受和免疫调节两种主要的机制来达到免疫系统内部环境的稳定。如果免疫自身稳定功能失调，它就有可能把自身的细胞当作"敌人"，对它们发生免疫反应，从而导致自身免疫病，如风湿性关节炎、风湿性心脏病、系统性红斑狼疮等。

宝宝的身体是否健康，很大程度上取决于宝宝体内免疫系统的这三种功能是否稳定。这些功能不能过弱，也不能过强，否则宝宝就容易感染各种病原菌，如引起呼吸道感染，或出现过敏反应等。

健康小知识

哪些原因会导致宝宝免疫力低下？

在生活中，很多父母不知道为什么宝宝会免疫力低下，也不知道怎样调节。因此，父母有必要了解导致宝宝免疫力低下的原因，具体原因有：挑食、偏食、节食等使宝宝营养不足；长期处于污染的环境中，或被动吸入二手烟，影响肺部功能；不良的生活习惯，给细菌、病毒等提供了传播途径，如宝宝饭前不爱洗手等；滥用抗生素，使宝宝体内产生耐药性，打乱宝宝体内平衡；缺乏运动，导致机体细胞活性降低；患有先天性疾病等。

宝宝免疫力低下的三种情况

大多数父母认为，免疫力低下的宝宝容易生病，其实这只是表面现象。医学上把免疫力低下分为三种情况：生理性免疫低下、先天性免疫低下和后天继发性免疫低下。

1. 生理性免疫低下

生理性免疫低下，是一种正常的生理状态，它由宝宝的免疫系统的发育特点决定，会随着宝宝的发育成熟而完善。生理性免疫低下的表现通常较轻，主要是上呼吸道感染引起的感冒等，而不是严重感染引起的脑膜炎、肺炎、败血症等。但当宝宝免疫力低下的表现很突出，生病比较频繁，且持续时间较长时，父母应及时带宝宝看医生。

尽管生理性免疫低下是一种正常的状态，但父母也应掌握必要的家庭护理常识，这有助于提高宝宝的免疫力，减少宝宝被细菌、病毒等感染的可能。护理宝宝需要遵循五个原则：调整好心情、锻炼好身体、保证充足的睡眠、均衡饮食、防寒保暖。父母做好家庭护理，才能让宝宝茁壮成长。

2. 先天性免疫低下

先天性免疫低下，也称免疫缺陷，患免疫缺陷在免疫力低下的宝宝中比例较低。

属于先天性免疫低下的宝宝一般病情较重，持续时间较长。主要表现为：反复发生感染性疾病，感染后治疗效果不佳，正常接种疫苗后出现严重感染，有类似家族病史，易伴发肿瘤等严重疾病。另外，对先天性免疫低下的治疗，需要根据病情采取相应的措施，一般治愈较困难，治疗过程相对漫长。

3. 后天继发性免疫低下

后天继发性免疫低下，顾名思义是出生后由外界因素诱发的免疫低下，引起这种免疫低下的原因多是宝宝营养不良、受到感染或罹患其他疾病。在后天继发性免疫低下引起的疾病康复以后，宝宝的免疫功能可以恢复。

小贴士：怀疑宝宝免疫低下的父母，首先要弄清宝宝属于这三种免疫低下中的哪一种，但这需要有经验的医生借助有效的检查进行诊断。

后天继发性免疫低下的恢复关键是：避免宝宝因营养不良影响免疫系统的发育和成熟，清除掉可损害宝宝免疫系统的细菌或病毒，停止使用引起宝宝免疫力低下的药物，及时治愈影响宝宝免疫系统的病症等等。只有注意这些不良因素，宝宝的免疫功能才会逐渐恢复。

宝宝免疫力最脆弱的三个阶段

新生儿期、断奶期和断奶后及初入幼儿园时期是宝宝免疫力最脆弱的时期，也是最让父母担心的三个阶段。

（1）新生儿期。刚出生的宝宝免疫系统还不健全，初次接触子宫外的各种病原体时，抵抗力差，容易感染。

（2）断奶期和断奶后。这个阶段的宝宝从母体获得的免疫球蛋白逐渐减少，而宝宝自身的免疫系统还没有完全建立，因此抗病能力较差。

（3）初入幼儿园时期。幼儿园是一个小集体，细菌、病毒在集体中更容易滋生和传染；另外，刚上幼儿园的宝宝很不适应新环境，所以这个时期的宝宝是很容易生病的。

宝宝免疫力的来源

宝宝出生后，有些父母总是害怕宝宝生病，于是过度保护宝宝，这样做的直接后果是削弱了宝宝的免疫力，使宝宝的免疫系统经不起一点挫折，宝宝反而更容易生病。那么，父母要想提高宝宝的免疫力就要了解宝宝免疫力的来源。

1. 从母体及母乳中得来的

宝宝出生时从母体中获得了一定的免疫球蛋白，可以抵抗细菌和病毒的入侵。另外，母乳中含有很多免疫活性物质，它能提供给宝宝所需的全部营养物质：蛋白质、脂肪、乳糖、维生素、铁元素，尤其是母乳中含有抗感染的抗体（免疫球蛋白）及活性白细胞、双歧因子、溶菌酶等。它们具有增强免疫的功能，能阻止有害菌的生长，从而减少宝宝感染的机会。

2. 睡出来的

充足的睡眠不仅能够促进宝宝的身高发育，还能让宝宝身体的各项功能发育完善，从而提高宝宝的免疫力。因此，父母要保证宝宝有充足的睡眠，新生儿的睡眠时间每天应达20小时，3岁前的宝宝每天要睡10小时以上。

3. 生病得来的

其实，宝宝自己也有很强大的免疫力，在没有外力帮助的情况下，也能轻松应对一些小毛病。对抗轻微的疾病其实是对体质的一种训练，可以说宝宝生一次病，免疫力就会提升一个层次。

4. 锻炼出来的

让宝宝定期进行运动锻炼是非常重要的。这样既能提高宝宝的免疫力，又能促进宝宝的生长发育。所以，父母可以让宝宝经常进行户外锻炼。

5. 吃出来的

均衡营养是提高宝宝免疫力的关键，因为没有任何一种食物可以同时提供给人体所有必需的营养素。因此，父母应注意合理搭配宝宝的饮食，让宝宝吃各种各样的食物。

小贴士：宝宝的免疫力跟父母的科学护理关系密切，这就需要父母懂得一些科学的护理常识，给宝宝最好的爱。

6. 打疫苗得来的

接种疫苗能够积极强化宝宝身体里的防御系统，有效提高宝宝对传染病的免疫力。因此，父母应从宝宝一出生就开始严格按照免疫程序给宝宝接种疫苗。

主动免疫和被动免疫

主动免疫也称自动免疫，是指由机体自身产生抗体，使机体不再被病原体感染的免疫。被动免疫是指机体因接受外来免疫物质而产生对某种或某些疾病的免疫力。两者的区别是：主动免疫是机体自己产生相应的抗体或抗霉素，而被动免疫是由外界输入抗体或抗毒素。

测一测：您的宝宝免疫力达标吗

　　父母都希望自己的宝宝有健康的体魄和强大的免疫力，那么在平时的生活中，您的宝宝进行过免疫力测试吗？通过下面一个简单的小测试可以让您知道宝宝的免疫力是否达标，快来测一测吧。

1. 您经常带宝宝外出散步吗？

　　是（　）　否（　）

2. 气候变化时，您的宝宝是否容易生病呢？

　　是（　）　否（　）

3. 您的宝宝经常进行"三浴（阳光浴、水浴和空气浴）锻炼"吗？

　　是（　）　否（　）

4. 发生流行感冒时，您的宝宝是否很少被传染？

　　是（　）　否（　）

5. 您是否做到了宝宝饮食搭配合理和营养均衡？

　　是（　）　否（　）

6. 宝宝是否常患呼吸道感染，一年内有5～6次？

　　是（　）　否（　）

7. 宝宝在出生后的6个月内，是否一直接受母乳喂养？

　　是（　）　否（　）

8. 宝宝稍有不适时，您经常会马上喂宝宝吃药吗？

　　是（　）　否（　）

9. 宝宝是否和许多小伙伴一起玩？

　　是（　）　否（　）

10. 您很少带宝宝出门活动吗？

　　是（　）　否（　）

11. 宝宝是否有勤洗手、勤换衣服的好习惯？

　　是（　）　否（　）

12. 宝宝的睡眠是否规律呢？

　　是（　）　否（　）

评分标准

　　如果1、3、4、5、7、9、11、12题的回答为"是"，得1分；回答为"否"，得0分。

　　如果2、6、8、10题的回答为"是"，得0分；回答为"否"，得1分。

测试结果解析

得分	免疫力判断	贴心父母这样做
0~4分	宝宝的免疫力较差，容易生病	父母可带宝宝看医生，请医生根据临床检验结果，对宝宝提供增强免疫力的建议
5~8分	宝宝的免疫系统有些问题	父母应该多注意宝宝的饮食，合理补充宝宝所需营养，多带宝宝到户外活动，培养宝宝良好的卫生习惯
9~12分	宝宝的免疫力很好，宝宝很健康	父母应保持现状，注意让宝宝多运动、合理饮食、保持好心情

注意事项

上面的测试只是根据宝宝的身体表现做出的判断，不可以代替医生的诊断，仅供父母参考。

第二章

母乳喂养，构建宝宝免疫力的第一道防线

母乳是宝宝最好的食物，母乳中所含的营养是任何乳品都无法相比且不可替代的。母乳喂养的宝宝不容易生病，坚持母乳喂养的妈妈身体恢复得也更快。

母乳喂养是增强宝宝免疫力的天然途径

世界卫生组织、联合国儿童基金会和中国卫生部均提出建议：6个月内的宝宝应完全母乳喂养，宝宝6个月后在及时添加辅食的基础上，继续母乳喂养至2岁以上。母乳喂养是增强宝宝免疫力的天然途径。

母乳是天然的营养免疫盾牌

母乳中含有丰富的蛋白质、维生素和矿物质，其中的免疫物质、生长因子、消化酶等和免疫球蛋白在宝宝的防御机制中发挥着重要的作用。吃母乳的宝宝不易发生胃肠道、呼吸道、泌尿道的感染，各种疾病的发病概率较低。

1. 免疫球蛋白

母乳，特别是初乳中含量最高的免疫球蛋白是分泌型免疫球蛋白A（IgA），占初乳中免疫球蛋白的90%，它能抵抗包括细菌、病毒、真菌在内的多种病原微生物的感染。虽然随着哺乳时间延长，IgA 在母乳中的含量会逐渐降低，但在这个过程中宝宝自身产生 IgA 的能力也在逐渐增强。

2. 维生素

母乳中所含的维生素E可减轻免疫细胞膜的氧化破坏,维生素C能调节巨噬细胞分泌细胞因子和T淋巴细胞增生等。母乳中的维生素含量与妈妈的膳食有很大的关系,因此,妈妈要合理补充维生素,以增强宝宝的体质和机体抗病能力。

注意,因为母乳中的维生素D含量较低,不能满足宝宝生长发育的正常需求,所以在母乳喂养时,应让宝宝每天额外补充200~400U的维生素D。

3. 低聚糖

母乳中大约含200种低聚糖,大部分低聚糖通过阻止微生物、毒素与肠道上皮结合而发挥抵御感染的作用。此外,低聚糖的另一个重要功能是促进肠道双歧杆菌、乳酸杆菌等益生菌的生长,有利于改变宝宝的大便性状,使宝宝的肠道更加舒适,让宝宝吃得更香、身体更棒。

4. 脂肪

母乳中含有多种脂肪成分,其中游离脂肪酸和单酸甘油酯类能破坏病毒包膜,起到抗病毒的作用;乳凝集素是乳汁脂肪球表面的亲脂性糖蛋白,能够抑制轮状病毒导致的感染。

5. 蛋白质

母乳中蛋白质的含量不足牛乳的1/2,却能满足宝宝正常的生长发育,其原因是母乳中含有高利用和吸收价值的蛋白质——合理比例的乳清蛋白和酪蛋白。

6. 乳铁蛋白、溶菌酶

母乳中含有丰富的乳铁蛋白，而乳铁蛋白是一种有抗感染活性的重要蛋白质。乳铁蛋白可以通过结合细菌生长所需的铁离子抑制细菌的生长、修复，或破坏细菌的细胞膜杀灭细菌，还可以抑制多种促炎症因子，提升宝宝的免疫力，抑制各种病原体所引起的感染。

小贴士：母乳中的营养素能比配方奶粉中的营养素更好地被宝宝吸收，因此，妈妈应尽量以母乳喂养宝宝，这样才能更好地提高宝宝的免疫力。

此外，母乳中含有的溶菌酶能抑制细菌生长，它主要通过破坏细菌细胞壁的黏蛋白层发挥作用，对抵抗细菌感染有重要意义。

母乳喂养对宝宝的好处

（1）母乳是宝宝最重要的营养物质来源，尤其是初乳中含有丰富的抗体，能让宝宝对一些感染性疾病获得先天性的免疫能力。

（2）母乳中所含蛋白质、脂肪、乳糖、无机盐、维生素等主要成分的比例，最适合宝宝机体的特征和需要，容易被宝宝消化和吸收。

（3）母乳中半光氨酸和氨基牛磺酸含量较高，有利于宝宝的大脑生长和智力发育。

（4）研究表明，母乳喂养的宝宝过敏性疾病的发病率远远低于人工喂养的宝宝。另外，母乳喂养可减少宝宝成年后肥胖、高血压、高血脂、糖尿病、冠心病等的发病率。

哪些情况不适宜母乳喂养呢？

（1）妈妈生病服药期间不宜哺乳。这期间要注意每天按时将奶挤出来，但不要喂给宝宝，以防乳汁中的药物危及宝宝的健康。

（2）妈妈患有传染病时不能哺乳。比如妈妈患肝炎、结核病等传染性疾病时，如果进行母乳喂养，就容易传染给宝宝。

（3）妈妈患有心脏病、糖尿病等疾病时，应遵医嘱来决定是否可以哺乳。

（4）妈妈患有乳腺炎等疾病时不宜哺乳，应先及时治疗，以免病情加重。但妈妈可将母乳挤出，用滴管喂宝宝。

妈妈早开奶，宝宝健康有保障

乳汁的产生需要宝宝的吸吮使乳头神经末梢受到刺激，通知大脑快速分泌催乳素。如果妈妈晚开奶，就不能建立分泌乳汁的反射，导致乳汁分泌越来越少，这样宝宝就不能得到天然的免疫物质。

早开奶好处多多

妈妈早开奶，对自己和宝宝的健康都是有好处的，主要表现在以下几个方面。

（1）早开奶可以使宝宝得到初乳中大量的免疫物质，能增强宝宝的抗病能力。

（2）早开奶有利于乳汁的分泌，增加妈妈的泌乳量，促使乳腺管畅通，防止奶胀和乳腺炎的发生。

（3）宝宝吃奶时的吸吮和吞咽动作能促进肠蠕动及胎便的排泄。

（4）早开奶有利于建立妈妈和宝宝的亲密关系，能够尽快满足母婴的心理需求，使宝宝感受到妈妈的温暖，更有安全感。

（5）宝宝的吸吮动作能刺激母亲垂体前叶分泌催产素，促进子宫收缩，减少产后出血。

早开奶的方法

为了使乳汁早分泌，妈妈应在分娩后半小时内开始哺乳，与宝宝进行皮肤接触，并让宝宝吸吮乳头20分钟，以刺激乳头，促进催乳素的分泌。宝宝出生后半小时内觅食反射最强，随后逐渐减弱，24小时后又开始恢复。那么妈妈早开奶，有哪些方法呢？可参考以下几点。

1. 增加宝宝吸吮次数

增加吸吮次数，能让宝宝的小嘴巴和妈妈的乳房充分接触，有助于刺激母乳分泌。由于宝宝吮吸的力量较大，正好可借助宝宝的小嘴巴来按摩乳房的乳晕。吸吮次数越多，乳汁分泌得就越多。妈妈应注意，每次给宝宝喂奶时，要尽量让宝宝吸空乳房，让新的乳汁更好地分泌。

2. 营养要均衡

妈妈早开奶，首先要确保奶源的足量供给。要做到这一点，就需要妈妈确保每天营养均衡。

3. 要及时补充水分

宝宝在吸奶的同时，也会吸走妈妈身体里的水分，因此，妈妈在喂奶时常会感到口渴。这需要妈妈平时注意及时补充水分，比如多喝果汁、蔬菜汤、豆浆等各种营养汤。这样不仅能为妈妈补充水分，还能给宝宝提供更营养的乳汁。

4. 两侧乳房都要顾及

许多妈妈在给宝宝喂奶时，总是偏重于一侧乳房。可能是因为这一侧姿势更舒服，也可能是因为这一侧乳房的乳汁分泌比较顺畅。但是，这会导致另一侧乳房受的刺激减少，分泌的乳汁也随之减少。因此，妈妈要顾及两侧的乳房。如果宝宝的食量比较小，吃一侧乳房的乳汁就够了，妈妈不妨用吸奶器把前面部分较稀的乳汁吸掉，让宝宝吃两侧乳房中比较浓稠、营养更丰富的乳汁。

5. 按摩刺激乳房

催乳按摩之前，可先热敷一下乳房，尤其是有硬块的地方可以多敷一会儿，这样可以减少按摩时的疼痛。为了防止皮肤损伤，按摩前可先用香油或润肤露涂抹双手和乳房。

（1）乳头按摩。可以用一只手从下方托住乳房，另一只手轻轻地挤压乳晕，然后用拇指、食指与中指夹起乳头，轻轻向外拉，并轻轻转动。

（2）乳腺按摩。可以用双手全掌，由乳房四周沿乳腺管轻轻向乳头方向推抚，如果乳房有硬块，应先从柔软部位推向硬块部位，再用大拇指与食指挤压乳晕四周。也可以在按摩时，将乳房往中间推，尽量让两个乳头靠近。

（3）环形按摩。将双手放在乳房的上、下方，以环形方向按摩整个乳房。

（4）螺旋形按摩。先用一只手托住乳房，然后用另一只手的食指和中指，按照螺旋形向乳头方向按摩。

（5）指压式按摩。将双手张开，放在乳房的两侧，按摩方法为由乳房向乳头方向挤压。

小贴士：进行催乳按摩时，一定要保持心情愉悦，并注意按摩的手法和力度，因为不正确的手法和力度都可能会让情况变得更糟糕。

健康小知识

奶水不足的原因是什么？

宝宝出生了，初为人父母的幸福感还没来得及细细体会，宝宝吃不饱的麻烦事就来了——奶水不足，这让父母既心疼宝宝，又很着急。奶水不足的原因主要有以下几种。

（1）妈妈分娩时过度紧张，精神负担过重。

（2）宝宝出生后没有及时吮吸妈妈的乳头。

（3）宝宝出生后父母用奶瓶喂奶，给宝宝造成"乳头错觉"，导致宝宝不愿吮吸母乳。

（4）妈妈因乳头疼痛不愿让宝宝吮吸。

正确的喂奶姿势，关系到宝宝的健康

正确的喂奶姿势能保证妈妈和宝宝都感觉舒适，既让妈妈避免出现乳头疼痛的现象，还能使乳汁顺利流出，让宝宝的吮吸更加有效，促进宝宝的健康成长。

正确的喂奶姿势

宝宝睡觉时眼球快速运动，小嘴有吮吸动作或来回觅食，说明宝宝饿了，应该给宝宝哺乳了。那么，妈妈是否知道正确的喂奶姿势呢？

1. 侧卧式

妈妈分娩的最初几天，侧卧式是最舒适的姿势，同时也有利于妈妈的产后恢复。

具体方法：妈妈在床上采取侧卧姿势，与宝宝面对面，将自己的头枕在臂弯上，让宝宝的嘴与自己的乳头保持水平。然后用另一只胳膊支撑宝宝的后背，手托住宝宝的头部。

但是应注意，妈妈的乳房不要堵住宝宝的鼻孔，特别是在夜间哺乳的时候，一般需要用一根手指轻轻压住该侧乳房，露出宝宝的鼻孔。

2. 摇篮式

摇篮式也称为搂抱式，这种哺乳姿势最常用，也简单易学。

具体方法：妈妈坐在沙发上或半躺在床上，背后放一个松软的靠垫，将宝宝搂进怀中，把宝宝的头放在一侧的臂弯中，手臂环绕宝宝，用手托住宝宝的小屁股，使宝宝整个身体都依靠在自己怀里，手肘下可以垫一个用作支撑的垫子或者枕头，这样有利于妈妈放松肌肉，让哺乳更轻松。

要注意，剖宫产的妈妈会觉得这种姿势对腹部的压力过大。

3. 交叉式

交叉式也叫交叉摇篮式，与摇篮式类似，差别在于托着宝宝的手臂与摇篮式相反。

具体方法：宝宝躺在妈妈怀中，头部靠近妈妈左侧的乳房，妈妈就用右手托着宝宝的屁股，反之亦然。这样，妈妈就能用手臂支撑宝宝的背部，用手掌托着宝宝的头部，方便妈妈控制宝宝的小脑袋，这种姿势尤其适宜早产儿哺乳。

4. 橄榄球式

这种喂奶姿势适合剖宫产、乳房较大或乳房扁平的妈妈哺乳时采用。

具体方法：妈妈先将宝宝放在身体一侧，再用同侧前臂支撑宝宝的头，同时用手扶住宝宝的颈部和头部，另一只手托着乳房。妈妈可以用枕头之类的物品适当垫高宝宝的身体，使宝宝的小嘴与乳头保持水平。这种哺乳姿势可以让妈妈观察到宝宝是否已经叼牢乳头，以便形成有效哺乳。

喂奶姿势不当的危害

如果妈妈的喂奶姿势不当，就会给宝宝的身体健康造成一定的伤害。

1. 容易引发中耳炎

由于宝宝的耳道发育还不完善，咽鼓管较短，加上咽鼓管肌肉收缩力较弱，所以鼻咽部的液体容易流入中耳。如果妈妈的喂奶姿势不当，比如横抱

小贴士：宝宝成功衔乳的关键是让宝宝含住尽可能多的乳晕，这样宝宝就可以将乳头吸至嘴巴的深处。若宝宝总是不能衔乳和正常吮吸，父母就应带宝宝去医院做唇部、口腔和神经系统方面的检查。

着孩子喂奶，让孩子平躺着吃奶等，容易使乳汁沿着宝宝的咽鼓管流入中耳，从而引发中耳炎，严重时会造成宝宝的听力损伤和脑部感染等。

2. 容易使牙齿发育不正常

喂奶姿势正确能促进宝宝的上下牙骨正常发育。如果喂奶姿势不当，宝宝的吮吸动作就会对牙骨的生长发育起到不正常的引导作

用。比如，在喂奶的过程中，宝宝的下巴过度向前伸，很容易让宝宝的下巴向前过度发育，导致下颌前突的畸形。

3. 容易使宝宝呛奶

宝宝的胃呈水平位，其容量小，存放食物少，胃收缩功能还没有发育健全，如果妈妈的喂奶姿势不当，就很容易使宝宝发生呛奶。呛奶量少的话，奶有可能被直接吸入肺部，造成吸入性肺炎；呛奶量多的话，有可能造成气管堵塞，甚至危及宝宝生命。

增加母乳喂养次数，宝宝黄疸消退快

许多宝宝在出生后的几天内会开始出现黄疸。胆红素是人体内红细胞分解的一种产物，由于宝宝的肝脏发育还不成熟、大便次数较少，所以胆红素在宝宝体内累积到一定程度就会导致黄疸。这个时候，妈妈要增加母乳喂养的次数，让宝宝多吃一些，以促进排泄，及早建立肠道菌群，这样有助于宝宝的黄疸消退。另外，父母应注意多让宝宝晒晒太阳。但如果宝宝的黄疸较严重，则必须去医院进行治疗。

做好乳房护理，宝宝不易生病

哺乳期的妈妈想要给宝宝提供最优质的乳汁，对乳房的健康问题一定要重视。在这样一个特殊的时期，做好乳房的护理工作不管对妈妈还是对宝宝来说都是十分重要的。

乳房的清洁工作

哺乳期的乳房清洁是乳房护理的一项重要工作。俗话说"病从口入"，如果宝宝每天吮吸的乳房没有做好清洁工作，就容易导致宝宝生病，妈妈也容易患上乳房类疾病。反之，做好乳房清洁既可以避免宝宝出现很多疾病，比如消化不良等，也可以使妈妈乳房中的乳腺管通畅，减轻奶胀，促进乳汁分泌，健美乳房，防止乳房下垂等。

通常，对乳房的清洁工作在产后当天就要开始，可以按照以下过程进行。

1. 准备工作

（1）专用毛巾。妈妈可以多准备几条毛巾，专门用来清洁乳房。

（2）合适的哺乳内衣。很多妈妈为了方便会选择不穿内衣，长时间这样很容易造成乳房下垂。另外，妈妈要根据哺乳期和断奶期的胸围变化，随时更换合适的内衣；材质以舒适的棉质为宜，因为棉质内衣可以防止化纤织品的纤维尘粒进入乳腺导管，从而避免发生乳汁分泌、排泄障碍。

（3）一块香皂。注意尽量不要使用碱性香皂。妈妈在哺乳期间，皮脂腺的分泌增加，乳晕上的汗腺也随之肥大，乳头变得柔软，而汗腺与皮脂腺的分泌物增加使乳房表面皮肤被酸化，从而软化了角质层。这时如果频繁使用碱性香皂清洗乳房，就会将乳房表层的酸性保护膜洗掉，使皮肤过于干燥，而导致表皮层肿胀，促使碱性菌滋生。

2. 清洁乳房

准备好上面的物品后，先把门窗关好，洗净手，在脸盆内倒入温度合适的水（水温在40℃～43℃）。露出右侧胸部，将毛巾浸水，并抹上香皂，以顺时针方向从乳头逐渐向根部擦洗整个乳房。然后再用清洁的湿毛巾将皂液擦洗干净，并用另一块毛巾擦干乳房。最后用同

小贴士：产后乳房清洁是为了保证乳房的卫生，使妈妈和宝宝的健康都有保障，如果在乳房清洁过程中配合按摩，就会使乳房护理更有效。

样的方法清洁左侧乳房。注意动作要轻柔，不能太用力，以免擦伤皮肤。

3. 热敷乳房

换一盆干净的热水，水温可在50℃～60℃。把毛巾浸入热水中，然后同时敷住两侧乳房。最好两条毛巾交替使用，热敷8～10分钟即可。

常见乳房问题的护理

乳房护理工作看似简单，实际上若处理不好将使乳房出现各种各样的并发症，给妈妈带来不必要的痛苦，同时也会大大降低母乳喂养的成功率，从而不能给宝宝提供营养丰富的母乳。下面是几个常见的乳房问题，希望能帮助哺乳期的妈妈们。

1. 乳腺炎

哺乳期乳腺炎是乳腺组织的炎症状态，也是哺乳期的常见疾病，发病率3%～33%，主要表现为乳房的疼痛、红肿、肿块、压痛等，以及系统性的全身症状，如发热、寒战、倦怠、恶心等。导致乳腺炎主要有两个原因：一个是哺乳期妈妈的奶水较多、疏通不畅，引起乳汁的堆积；另一个是喂养宝宝时乳头损伤，致使细菌感染。

护理方法：哺乳前热敷乳房3～5分钟，并轻轻按摩。两只手从乳房基底开始按摩，慢慢地向乳头方向挤压推进，同时可以轻揪乳头数次，以扩张乳头的乳络。另外，患有轻度乳腺炎的妈妈应注意尽量让宝宝吸空乳汁。乳腺炎症状严重时要停止哺乳。

2. 乳头凹陷

乳头凹陷的主要症状表现为乳头凹入乳房皮肤内，可一侧或双侧发生。它是一种较常见的乳头畸形。哺乳期乳头凹陷的妈妈应特别注意乳头处的清洁，每次哺乳前、后都应将乳头拉出清洗，避免因乳头周围残留乳汁、污垢而引起继发感染。

护理方法：妈妈一只手托住乳房下方，另一只手的食指、中指和拇指捏住凹陷的乳头，轻轻向外牵拉，每次坚持约30秒钟。每天进行4组，一组10分钟。

另外，妈妈也可利用器械牵拉，比如佩戴乳头罩帮助宝宝含住乳头，也可采用负压吸引法使乳头突出，哺乳时先让宝宝吮吸乳头平坦或内陷的一侧乳房，这时宝宝吸吮力强，容易吸住乳头和大部分乳晕。

3. 乳头皲裂

哺乳期乳头皲裂的主要原因有以下几点。

（1）哺乳方式不正确。妈妈在给宝宝喂奶时，宝宝长时间吮吸乳头顶部，在多次摩擦的情况下容易造成乳头皲裂。

（2）乳汁分泌过多。当妈妈的乳汁分泌充足时，乳汁就会外溢，继而导致乳头及周围皮肤被侵蚀，在处理不及时或处理不彻底的情况下容易导致乳头皲裂。

（3）宝宝咬破乳头。由于宝宝的各种口腔因素，如口腔有炎症或正在长牙期，宝宝将乳头咬破也可造成乳头皲裂。

另外，乳头凹陷或过小，过度使用皂类清洁等也可引起乳头皲裂。

护理方法：妈妈要尽可能将发生皲裂的乳头暴露在阳光和空气中，这有助于裂口的愈合；哺乳后在乳头及乳晕部分涂一层乳汁，乳汁中含有抑菌因子，能帮助裂口愈合，且含有丰富的蛋白质，能起到修复表层的作用；清洗乳头时应避免使用碱性大的肥皂，一般用温水清洗即可；改变宝宝的吮吸姿势，让宝宝吮吸整个乳晕。

哺乳期乳房肿胀怎么办？

乳房内充满乳汁，会带来坠感及触痛感，可能会引起乳房肿胀，使妈妈感到非常不舒服。妈妈可增加给宝宝喂奶的频率，宝宝吸吮的乳汁多，乳房肿胀也会相应地减轻；或用双手托住乳房，从下往上按摩，当有乳汁分泌时，可以使用容器接住，这样可以缓解乳房的肿胀感。

按需哺乳，宝宝更强壮

生活中，妈妈们总是参考别家宝宝的吃奶量给自家宝宝喂奶，结果，一些宝宝因吃奶过多而导致消化不良、腹泻等；也有一些宝宝因吃奶过少而导致营养不良，影响生长发育。那么，妈妈如何做才能保证宝宝吃得好呢？

按需哺乳是母乳喂养成功的关键之一

按需哺乳是一种顺乎自然，因势利导的最省力、最符合人体生理需要的哺乳方法。它是母乳喂养取得成功的关键之一。

按需哺乳取决于宝宝的饥饿感，而不取决于妈妈的安排，也不受时间的制约。

那么，宝宝会如何表达吃奶的需求呢？当宝宝饿了想要吃奶时，会发出一些早期信号。

（1）宝宝的小眼睛转动加快，包括半睡状态，额头皱起。

（2）宝宝的小脑袋来回转动，好像在寻找妈妈的乳房。

（3）宝宝活动身体、发出轻微声响。

（4）宝宝舔嘴唇，做出吮吸的动作以及发出吸吮的声音。

（5）宝宝的手放到嘴边或嘴里。

当然，哭也是宝宝要吃奶的信号，但它已经是一种"晚期"的信号了。而且，哭除了表示宝宝要吃奶外，还有很多种含义，如宝宝需要更换纸尿裤，宝宝的衣服令其伸展不灵活，或是宝宝有肚子疼、发烧等身体不舒服的症状等。

小贴士：妈妈要做到按需哺乳，首先要知道宝宝每天需要吃多少奶，而这个量是靠妈妈平时的细心观察和摸索得到的。

最后提醒妈妈们注意的是，按需喂养的时机，应是在宝宝哭之前，而不是在宝宝哭之后。因为哭后的宝宝吃奶会太着急，容易造成胃内空气不易排出，使宝宝肚胀难受。

按需哺乳的好处

1. 利于宝宝消化和吸收

按需哺乳的特点是少吃多餐，这样有利于宝宝的消化和吸收。刚出生不久的宝宝胃容量很小，只有30毫升，每次能吮吸的奶量大概是20毫升。宝宝吸收快，每隔1~2个小时就要吃1次母乳。2周之内的宝宝建议每天喂奶至少8~12次。等到宝宝2~3个月时，才能延长到每隔2~3小时喂奶一次，因为此阶段的宝宝胃容量为100毫升以上，可延长吮吸的奶在胃里的存留时间。

2. 预防肥胖症

研究表明，按需哺乳的宝宝将来发生肥胖症的概率较低。按需哺乳的宝宝，饥饿程度不同，吮吸乳头的频率和强度也不同，这就使宝宝能够按照自己的需要自动地控制乳汁的摄入量，避免了在定时喂养时忽视个体差异，强迫宝宝摄入过多的营养，而影响宝宝将来对食物摄入量的调节能力。

3. 有利于缓解妈妈的奶胀

按需哺乳的另一个好处是，乳房在逐渐熟悉宝宝吃奶的时间和频率后，会在宝宝不吃奶时少分泌些乳汁，在宝宝吃奶时多分泌些乳汁。这可以有效缓解妈妈奶胀的痛苦，也可以避免因乳汁积聚而导致乳腺炎的发生。

健康小知识

如何判断宝宝是否已经吃饱呢？

（1）看乳房。喂完奶后妈妈的乳房不胀了，变得柔软了，说明宝宝摄入了充足的奶量。

（2）宝宝的吮吸频率渐渐降低，最后从小嘴巴中吐出乳头，表情满足并有睡意，说明已经吃饱，如果吃完奶后仍哭闹不安，说明他没吃饱。

上班族妈妈怎样给宝宝喂母乳

现在越来越多的妈妈选择母乳喂养，但是对上班族妈妈来说，在母乳喂养的过程中会遇到各种各样的困难。那么，上班族妈妈该怎样给宝宝喂母乳呢？为了保证宝宝能吃到足够的母乳，建议上班族妈妈从下面几点入手。

吸出母乳

上班前，妈妈应准备好吸奶器和储存母乳的容器，根据白天上班时间奶胀的情况，吸奶2～3次，这样可以防止母乳分泌量的减少，使母乳喂养更好地继续下去。但应注意，每次吸奶前妈妈要先用香皂把手洗干净。

另外，妈妈应注意吸奶器的选择。吸奶器有两种：手动和电动吸奶器。它们有各自的优缺点，手动吸奶器方便妈妈随时随地使用，可以自由控制吸力和频率，不需要电源或电池；电动吸奶器需要电源或者电池，虽然使用起来省时又省力，但它的价格要比手动吸奶器贵，且吸力不能像手动吸奶器一样可自由调控。因此，对于上班族妈妈来说，手动吸奶器是更好的选择。

储存母乳

1. 母乳吸出后储存的注意事项

母乳吸出后储存的注意事项有以下几点。

（1）妈妈储存吸出的母乳时，要用干净的容器，如消过毒的塑胶桶、奶瓶或一次性消毒奶袋等。吸出后应尽快将母乳放入容器内，并密封好。

（2）母乳封好后，应在容器外贴好妈妈吸奶时的时间，至少应标明是"上午"还是"下午"，这样便于给宝宝吃的时候做到"先吸出来的，先吃掉"。

（3）装母乳时，注意不要装得太满，应留点空隙，以防容器在冷冻时胀破。另外，放母乳的冷藏或冷冻室最好不要再放其他食物，以免交叉污染。

（4）妈妈最好将母乳分成小份进行冷藏或冷冻，方便家人根据宝宝的食量喂食，避免浪费。

2. 不同温度下母乳储存的时间长度

不同温度下，母乳储存的时间长短也不同，具体如下表所示。

温度、场所	储存时长
25℃左右的温室内	4小时
15℃左右的冰盒内	24小时
3℃~4℃的冰箱冷藏柜内（经常开关）	24小时
3℃~4℃的冰箱冷藏柜内	48小时
-5℃~-15℃的冰箱冷冻柜内	3~6个月
-20℃的冰箱冷冻柜内	6~12个月

解冻母乳

解冻母乳，主要有以下两种方法。

1. 隔水温热

（1）冷藏母乳解冻。把储存母乳的容器放入温度不超过60℃的水里浸泡，使母乳能吸收水里的热量而变得温热。注意要时不时地晃动容器，以使母乳能够均匀受热。

小贴士：解冻母乳时不要用微波炉加热，也不要在火上将母乳煮开。因为温度太高容易把母乳中的免疫物质破坏掉。

（2）冷冻母乳解冻。将冷冻的母乳先泡在冷水中逐渐解冻，然后再像冷藏母乳一样隔水温热。当母乳均匀温热，奶温接近人的体温时，就可以喂给宝宝吃了。注意，冷冻母乳只能解冻一次，所以冷冻母乳一个包装单位最好在150毫升左右。

注意：用温水解冻的母乳，如果宝宝没有喝完，可以放回冷藏柜保存，在4小时内还可以喝，但是不能再放回冷冻柜保存了。

2. 恒温调奶器

解冻母乳，也可以使用恒温调奶器，温度设定在40℃即可。如果是冷冻的母乳，可能会出现分层现象，属于正常现象，只要在喂宝宝前轻轻摇晃使其混合均匀就可以了。

健康小知识

如何给奶瓶消毒杀菌？

奶瓶用完后，如不及时地消毒杀菌，营养丰富的奶渍很容易就会在奶瓶中滋生细菌，导致宝宝出现肠道问题。那么，如何给奶瓶消毒杀菌呢？主要有两种方法，煮沸法和蒸汽锅消毒法。煮沸法的具体操作如下。

（1）准备一个专为奶瓶消毒的不锈钢锅，里面装足量的水以保证完全覆盖待清洗的奶瓶。

（2）等水烧开后，将奶瓶、奶嘴等一起放入锅中，煮3～5分钟即可。

如果使用蒸汽锅消毒法，需要在市面上买专用的电动蒸汽锅，只要按照说明书上的步骤操作就可以。注意，使用前应先将蒸汽锅彻底清洗干净。

早产儿母乳喂养的重要性和特殊性

世界卫生组织将胎龄小于37周但大于28周，出生体重小于2.5kg的新生儿称为早产儿。早产儿是新生儿中的特殊群体，因此，母乳喂养对于早产儿来说有着很重要的作用，且喂养技巧与足月儿喂养有所不同。

早产儿母乳喂养的重要性

研究发现，妈妈乳汁的成分因人而异，而且会随着宝宝的生长而变化。早产母乳与足月母乳不同，早产母乳尤其是初乳中含有更多的脂肪、蛋白质、维生素、矿物质和免疫活性物质，非常适合需要保护的早产儿，能够帮助其各项生理指标在较短时间内赶上甚至超过足月儿。另外，母乳喂养也能减少早产儿近期和远期的各种并发症，包括喂养不耐受（与胃肠道发育不成熟有关）、慢性肺部疾病、神经系统发育迟缓等。因此，母乳喂养对早产儿来说非常重要。

世界卫生组织强烈推荐：低出生体重儿，包括极低出生体重儿应母乳喂养；不能母乳喂养的低出生体重儿，包括极低出生体重儿应给予捐赠的人乳喂养；能够直接哺乳的低出生体重儿一旦临床状况稳定，应立即让其接触妈妈的乳房进行吮吸。

早产儿母乳喂养的特殊性

因为早产儿的各项生理功能发育都不健全，所以早产儿母乳喂养有其特殊性。下面我们从两个方面来说明：一个是早产儿的生理特征，另一个是早产儿母乳喂养的技巧。

1. 早产儿的生理特征

（1）早产儿的消化、吸收能力比足月儿稍差，容易发生呕吐、腹泻和腹胀等症状。

（2）早产儿的吮吸和吞咽能力比足月儿差一些，容易出现无力吃奶甚至不能吃奶的情况，这很不利于早产儿的健康成长。

（3）早产儿胃容量极小，有时多吃几口奶就会漾奶。

（4）早产儿的免疫系统功能差，很容易受到细菌、病毒的侵袭。

（5）因早产儿的呼吸中枢和呼吸器官发育不成熟，所以其呼吸功能常不稳定。

（6）早产儿的体温中枢发育不成熟，皮下脂肪少，体表面积大，肌肉活动少，自身产热少，更容易散热，因此常因为周围环境寒冷而出现体温低的症状。

2. 早产儿母乳喂养的技巧

妈妈如何对早产儿进行母乳喂养也是有讲究的，要运用正确的喂养技巧才能让宝宝健康地成长。那么，如何对早产儿进行母乳喂养呢？需要注意以下几个方面的内容。

（1）对有吸吮能力、体重在1.5kg以上的早产儿，如情况良好，可以直接喂母乳。开始每天喂1～2次，每次5～10分钟。可第一次喂2～3分钟，如果宝宝没有疲劳现象，妈妈再逐渐增加喂奶的时间和次数。

小贴士：如果早产儿妈妈出于各种情况，不能供给宝宝母乳，可以选择使用捐赠人的乳汁。

（2）早产儿吞咽比较慢，如果妈妈的乳汁很足，常会造成呛奶现象。这时妈妈可以用手指掐住乳晕周围以减慢乳汁的流速，或将前部分的乳汁先挤出一些，再让宝宝吮吸。

（3）对吮吸能力较低甚至没有吮吸能力的早产儿，妈妈应定时把母乳挤出来，用滴管或小汤匙喂宝宝。在喂奶的时候，妈妈要有耐心，千万不要操之过急，以防宝宝把乳汁吸入气管中。

（4）由于早产儿的吞咽功能不完善，有时会发生吐奶或呼吸运动不协调的现象，使奶逆流至咽喉部，再吸进肺部，引起吸入性肺炎。因此，妈妈在喂宝宝时，最好让宝宝处于半卧位。

（5）早产儿在住院期间暂不能吃到母乳时，妈妈应在产后6小时内开始进行吸奶，每天坚持吸6~8次，每次10~15分钟，以保证乳汁的正常分泌。

有没有必要给早产儿添加母乳强化剂？

胎龄小于34周、出生体重小于2kg的早产儿应首选母乳强化剂。这是因为，虽然早产母乳中含有多种营养、免疫和代谢物质，但它不能提供给早产儿足够的生长所需的蛋白质及多种营养素，宝宝的生长速度较缓慢；另外，早产母乳中钙、磷含量较低，不足以刺激骨的重吸收以维持血清钙浓度正常，容易导致骨发育不良和代谢性骨病等。因此，必要时应添加含蛋白质、矿物质和维生素的母乳强化剂，以满足早产儿的营养需求。

配方奶粉，宝宝的候补营养源

如果没有充足的母乳喂养宝宝，给宝宝找到一款合适的母乳替代品就很重要。配方奶粉是根据不同年龄段的宝宝的发育特点和营养需求设计的，是除母乳外喂养宝宝的最佳选择，几乎能够提供宝宝正常生长发育所需的全部营养。

配方奶粉的选购

配方奶粉又叫母乳化奶粉，对于宝宝来说，配方奶粉虽然接近母乳，但无法取代母乳，为了避免出现误导，母乳化奶粉才改称配方奶粉。那么，面对市场上种类繁多的配方奶粉，父母该怎样选择呢？

我国婴幼儿配方食品标准在不断完善，无论是国产配方奶粉还是进口配方奶粉，都要符合我国的标准。我国的婴幼儿配方食品标准是以我国流行病学研究资料、营养状况调查为依据，并参考国际标准来制定的，更加符合我国国情。

营养均衡与合理是选购配方奶粉的基础，但是父母在选购配方奶粉时，不仅要重营养，更要重吸收，也就是要看宝宝的吸收情况。宝宝对配方奶粉吸收不好，往往会表现为消化不良、拉肚子、上火等症状，即说明这款配方奶粉不适合宝宝的体质，或者与这款奶粉的工艺技术、水溶性有关。

配方奶粉选购常识

父母选购配方奶粉时，应注意以下几点。

（1）看成分。配方奶粉包装上都印有配料、营养成分、性能、适用年龄、食用方法等相关文字说明。

（2）看状态。袋装奶粉用手捏时，感觉柔软、松散，以有轻微的"沙沙"声为宜；罐装奶粉倒置轻微摇动，以罐底无黏着的奶粉为宜。

（3）看颜色。应选择乳白色或乳黄色，色泽均匀，有光泽的奶粉。

（4）看包装。购买前还要看这款奶粉的包装是否完整，是否标识有商标、厂名、生产日期、批号、保质期等信息。另外，不同材料包装的保质期限不同，我国规定马口铁罐密封充氮包装奶粉的保质期为2年，非充氮包装奶粉的保质期为1年，瓶装奶粉保质期为9个月，袋装奶粉的保质期为6个月。

（5）试冲调。取一勺奶粉放入玻璃杯中，用45℃左右的温开水充分调和后，静置5分钟，以奶粉充分溶解、没有沉淀为宜。

（6）听声音。马口铁罐包装的奶粉，可以通过听声音来辨别好坏，轻轻摇动铁罐，会发出"沙沙"的声响，以声响清晰为宜。

健康小知识

如何冲泡奶粉呢？

（1）洗净双手，将奶瓶、奶嘴等宝宝餐具放入沸水中煮5～10分钟进行消毒。这个步骤不能忽视，也不能省略。

（2）将纯净水煮沸1～2分钟，时间不宜过长，然后晾至40℃～60℃。

（3）将晾至合适温度的水，取冲泡所需量的2/3，倒入奶瓶中，加入奶粉，轻轻晃动奶瓶让奶粉充分溶解。

（4）将其余1/3的水加入奶瓶中，观看刻度，然后轻轻摇晃奶瓶，至奶粉彻底溶解，奶液均匀。

第三章

均衡营养，宝宝获取自身免疫力的重要途径

营养是维持宝宝正常免疫功能和健康的物质基础。从食物中获得免疫力，对宝宝来说很重要，能让宝宝的免疫系统更加完善。那么，如何通过均衡营养来提高宝宝的免疫力呢？ 本章将具体介绍给大家。

营养不良，导致宝宝免疫力低下

营养是维持宝宝正常免疫功能和健康的物质基础。营养不良，主要指热能或营养素的不足或缺乏，会直接导致宝宝的免疫系统受到损伤，从而容易引起疾病。

宝宝营养不良的早期信号

营养不良，是指宝宝在喂养中因为摄食不足或食物不能被充分吸收利用，导致缺乏能量，无法维持正常代谢，迫使宝宝机体出现体重下降或不增、生长发育停滞、肌肉萎缩等症状。

宝宝营养不良往往会在疾病出现之前就发出一些警告信号。父母应及时发现这些早期信号，通过膳食调理来改善宝宝的免疫力。不同的信号代表不同的营养素缺乏，具体如下表所示。

宝宝营养不良的早期信号	宝宝营养素不足的提示
脾气暴躁、情绪激动	体内B族维生素不足，应补充动物肝、豆类、土豆、核桃仁等

宝宝营养不良的早期信号	宝宝营养素不足的提示
反应迟钝、表情呆滞、对什么都不感兴趣	缺乏铁质与蛋白质，应多吃奶制品、肉类、水产品、鸡鸭血、蛋黄等高铁、高蛋白质的食物
行为较同龄宝宝幼稚可笑	体内缺乏氨基酸，应多吃含高蛋白的食物，如瘦肉、豆类、奶制品等
不爱交往、行为孤僻、动作笨拙	缺乏维生素C，应多吃富含维生素C的食物，如苹果、橘子、猕猴桃、白菜、番茄、草莓、柠檬等
晚上睡觉爱磨牙、容易惊醒	体内钙质不足，应及时吃一些奶制品、绿色蔬菜、虾皮、鱼肉松等含钙丰富的食物
喜欢吃泥土、纸屑等异物	缺乏锌、锰、铁等微量元素，应多吃木耳、蘑菇、海带、海产品、禽肉这类含锰、锌较多的食物

宝宝营养不良的原因

宝宝的营养不良并不是突发性的，而是日积月累造成的，是一种慢性消耗性疾病。当然，也有个别诱发宝宝营养不良的原因是突发性的。

小贴士：宝宝身体的每一个变化都是反映宝宝营养状况的晴雨表，如果父母能及时读懂，并懂得在饮食上做出调整，合理搭配，那宝宝一定会健康成长的。

营养不良常见于3岁以下的宝宝，主要是因为这个阶段的宝宝生长发育较快，对营养素的需求量相对较多，消化吸收功能发育不完善。那么，宝宝营养不良主要有哪些原因呢？

1. 喂养方式不当

不可否认，母乳是宝宝最理想的食物，母乳喂养是最适合宝宝生长发育的喂养方式。但如果宝宝刚出生妈妈就母乳不足甚至无母乳，采用人工喂养时，又未能合理选择主食或添加辅食不及时，这样很容易引起宝宝偏食，造成宝宝营养不良。

2. 疾病因素

疾病因素也会导致宝宝营养不良，比如肠胃疾病就会影响宝宝对食物的消化和吸收。长期如此，容易导致宝宝体重下降、肠胃功能紊乱、营养缺乏等。

3. 营养需求量较多

双胞胎宝宝和早产儿宝宝，对营养素的需求量较多，容易造成体内营养素及能量的相对不足，而引起营养不良。

对于营养不良的宝宝，父母应做到合理喂养并科学地添加辅食；纠正宝宝不良的饮食习惯，防止宝宝出现挑食、偏食的现象；多让宝宝晒太阳，保持室内空气干爽、新鲜，温度适当等。

胖宝宝也会营养不良吗？

当一个宝宝长得很胖时，很多人第一反应就是：这个宝宝营养过剩了。但事实上，宝宝胖不但不等于宝宝营养过剩，还有可能是宝宝营养不良。这是因为，胖宝宝的饮食结构往往不太合理，摄入的能量很多，但是必需的营养素远远没有达标。比如，胖宝宝的脂肪组织或细胞可能会储存一些脂溶性维生素，导致宝宝血液中的某种维生素缺乏，从而引发佝偻病、缺铁性贫血等问题。

科学添加辅食，宝宝更健康

宝宝6个月以后，单靠母乳喂养已经无法满足宝宝快速发育的身体需求了。因此，让宝宝爱上辅食，获取身体发育所需的充足营养，是父母们要完成的艰巨任务。

何时开始添加辅食

根据世界卫生组织的建议，母乳能够满足宝宝6个月之前包括水在内的全部营养需求，但6个月以后，单靠母乳已经无法满足宝宝生长发育所需要的全部营养了。因此，最好从宝宝6个月开始添加辅食，这个时间段是为宝宝尝试不同食物结构和喂养方法的最佳时期。

但是，由于宝宝个体和生长发育状况的差异，添加辅食的时间不能一概而论，这需要父母对宝宝进行认真观察。

1. 宝宝有吃不饱的现象

宝宝即使每天吃 8~10 次的母乳或配方奶，仍表现出没有吃饱的样子。他可能会盯着妈妈碗里的米饭看，或者在爸爸刚要把面条夹到嘴里的时候伸手去抓，这说明他也想尝试了。

2. 对头部的控制能力增强

宝宝头部有了一定的控制能力，可以靠着东西坐稳了。这样喂宝宝辅食时，他才能顺利地咽下食物。

3. 身高、体重不达标

带宝宝去医院检查时，可以咨询医生宝宝的身高、体重是否达标，如果不达标，就说明应给宝宝添加辅食了。

4. 口腔控制能力增强

宝宝的口腔、舌头是与其消化系统同步发育的。当妈妈把一小勺泥糊状食物放到宝宝嘴边时，他能够把食物顶到口腔后部并吞咽下去，不会被呛到，证明可以为宝宝添加辅食。

添加辅食的4个阶段

为宝宝添加辅食是一个长期的过程，父母应按照添加的原则并根据宝宝的反应逐渐改变食物的种类和调整分量。根据宝宝的咀嚼和消化能力，可以把辅食添加分为4个阶段，让宝宝慢慢地适应成人吃的食物。

> 小贴士：过早或过晚添加辅食都是不好。过晚添加辅食，宝宝不仅会面临营养不良的风险，还可能会出现偏食、厌食等喂养问题；过早添加辅食会影响宝宝的消化系统，增加过敏的危险。

1. 6~7个月：宝宝开始尝试各种食物的味道

这个阶段宝宝的舌头只会前后动，能吞食黏稠状的食物。因此，刚开始添加辅食的几天，应添加比较稀的糊状辅食；然后，慢慢增加稠度；最后进展到夹杂有少量细软小疙瘩的糊状食物。开始的时候，建议每天添加辅食1次，宝宝习惯之后可以增加到每天2~3次。

在刚开始添加辅食时，宝宝有时会用舌头把食物顶出来。这种现象很正常，并不代表宝宝不喜欢这种食物。有时候，一种食物可能需要尝试 8~10 次后，宝宝才开始接受。另外，父母需要知道的是，这个阶段的母乳仍很重要，辅食应该在喂完母乳之后再喂。

2. 7~9个月：宝宝学习咀嚼

这一阶段的宝宝开始长牙和练习舌碾，宝宝的舌头可以前后、上下移动，能够将稍呈固状的食物压烂然后咽下。宝宝一天可以吃三次辅食，大概类似于大人的早、中、晚餐。注意，当宝宝一次能吃较多的辅食时，父母可以尝试先喂辅食，然后再喂母乳或者配方奶粉。

父母可以给宝宝吃一些带有软疙瘩的糊状食物或者小块的柔软食物，这能很好地帮助宝宝进行咀嚼练习。咀嚼练习不仅可以锻炼宝宝的咀嚼肌，还可以促进宝宝将来的语言能力发育。

在刚开始接触黏稠或带有颗粒的食物时，宝宝可能会出现作呕的动作，这是正常的现象，父母不必惊慌。

3. 9~12个月：宝宝适应一日三餐辅食

这个阶段的宝宝开始用牙床或刚长出来的几颗乳牙咀嚼，并开始喜欢自己进食。虽然宝宝会把桌子、衣服、地板弄脏，但父母应尽量鼓励和支持宝宝自己用手抓着吃。

父母应给宝宝的食谱添加更丰富的食物，通过一日三餐，宝宝可获取日需求量的一半或更多的营养物质。

4. 12个月以上：可试着融入正常的家庭饮食

这个阶段，宝宝的饮食原则应为少食多餐。每日三餐，外加1~2顿加餐。饮食应以清淡为宜，尽量少添加香、辛料及味精等调味品，更不应选择含香精的食物。

父母应注意，要尽量让宝宝自己决定每次吃多少，不要强迫喂食和过度喂养，否则容易损害宝宝的健康。

健康小知识

给宝宝添加辅食，应遵循哪些原则？

通常，宝宝的辅食添加应遵循以下原则。

（1）从一种到多种。最初宝宝的辅食添加应以一种为宜，待一周后，如宝宝的消化良好，排便正常，再让宝宝尝试另一种辅食。慢慢地实现由单一到混合喂养。

（2）从稀到稠。宝宝的辅食添加应从较稀的流质食物，逐步过渡到较稠的流质、半流质泥糊状食物，最后发展到固体食物。

（3）从少量到适量。每次给宝宝添加新辅食时，最好一天只喂一次，且量不要大，以后可根据宝宝的需要逐渐增加。

宝宝三餐搭配合理，营养才会均衡

宝宝处于发育阶段，饮食是否营养均衡将直接影响宝宝身体的健康成长，因为生长发育所需的热量、蛋白质及维生素等主要来自一日三餐。那么，宝宝的一日三餐，营养如何搭配呢？父母可参考下面的内容。

1. 宝宝早餐的营养搭配

俗语说"早饭饱，一日饱"，可见早餐的重要性，尤其对于宝宝来说，早餐就更加重要了。宝宝早餐长期吃不好，不仅影响其免疫力，还会影响其智力发育。因此，宝宝必须每天吃好早餐，而且早餐的营养种类要丰富。

（1）干稀搭配。宝宝的早餐应干稀搭配。因为只吃米汤、豆浆等稀食，会导致宝宝体内能量不足，没有饱腹感；只吃馒头、面包、蛋糕等干食，又会导致宝宝体内水分不足，影响消化。

（2）荤素搭配。通常人们把动物性食物称为荤食，荤食营养丰富，口感也好，但其脂肪含量高，因此不能给宝宝吃得过多。父母给宝宝配早餐时，还应准备一定量的新鲜蔬菜，做一些荤素搭配的菜肴，如肉末菠菜、冬瓜丸子等，这不仅能够维持血液酸碱度的平衡，减轻胃肠道的压力，还能为宝宝及时提供身体所需要的维生素。

宝宝营养早餐推荐：青菜火腿蛋饼+饼干+酸奶+苹果；菜肉馄饨+蛋煎面包+橙；果仁玉米粥+鸡蛋肉松三明治。当然，有些食物是不能作为宝宝的早餐的，如剩饭剩菜、西式早餐、油条、零食等。

2. 宝宝午餐的营养搭配

根据中国营养学会为学龄前宝宝提供的膳食指导，午餐在宝宝的一日三餐中是最为重要的，应为宝宝提供全天能量的40%，早餐和晚餐则各为宝宝提供30%的能量。午餐除了能提供含主要热量的主食外（如米饭、面、馒头等），还应该包括能提供蛋白质的肉类、奶类，以及能提供矿物质的蔬菜、水果。全面的搭配才能为宝宝的成长提供充足的营养。

小贴士：宝宝的口味与父母的口味息息相关，父母口味重，宝宝的饮食中含盐量就会偏高。为了宝宝的健康，家庭饮食应以清淡为主。

注意，饭前不要让宝宝喝纯果汁，用汤泡饭也是不好的饮食习惯。

宝宝营养午餐推荐：清蒸红薯，白煮葱油鲫鱼，蘑菇炖豆腐。

3. 宝宝晚餐的营养搭配

许多父母认为，晚餐要吃好、吃少。其实对于发育中的宝宝而言，晚餐不仅要吃好，更要吃饱。晚餐吃得太少，无法满足宝宝快速生长发育的需求。父母给宝宝准备晚餐需精心安排，以易于消化、热量适中为主，临睡前可以让宝宝喝一杯热奶。

宝宝营养晚餐推荐：番茄鸡蛋粥，鸡蛋虾饺，鱼肉拌饭。

宝宝需要的免疫营养素

宝宝需要多种免疫营养素，其中主要有以下几种。

（1）蛋白质，制造免疫的主力军白细胞和抗体。

（2）锌，能直接抑制病毒繁殖，增强宝宝的细胞免疫功能。

（3）维生素C，能刺激身体制造干扰素，补充足够的维生素，可增加抗体，清除病毒和细菌，从而增强免疫力。

（4）多糖，促进宝宝的非特异性与特异性免疫功能，有效提高宝宝的抗病能力。

（5）铁，缺铁会引起T淋巴细胞、B淋巴细胞数量和质量下降，吞噬细胞功能减弱等。父母在给宝宝安排食谱时，应遵循均衡膳食的原则，并适当增加食物结构中富含免疫成分的食物的比重。

捏捏按按，让宝宝爱上吃饭

宝宝不爱吃饭是让许多父母很头疼的问题。如果长期这样，很容易导致宝宝免疫力低下、精神不佳、厌食等。

宝宝不爱吃饭的原因

宝宝不爱吃饭，父母应首先寻找其原因，同时不要强迫喂宝宝吃饭。导致宝宝不爱吃饭的常见原因有以下几点。

（1）宝宝缺锌。锌含量低于正常值的宝宝，其味觉功能比健康宝宝差，而味觉敏感度的下降会造成宝宝食欲减退。父母可以通过舌苔来判断，如果宝宝舌面上一颗颗小小的突起呈扁平或萎缩状，就说明宝宝缺锌了。

（2）心理因素。正常情况下，宝宝在吃饭前，食欲很好。但是，某些原因会干扰这一规律，比如父母总是采取惩罚手段强迫宝宝吃饭，这容易引起宝宝对吃饭的逆反心理。

（3）不爱运动。宝宝不爱运动，身体代谢减少，胃肠道消化功能得不到强化。

（4）疾病影响。宝宝生病时，通常会出现消化功能下降，包括消化液分泌减少、消化酶的活力降低、胃肠蠕动减慢，因此，宝宝总是表现出食欲差、不爱吃饭等症状。

（5）饮食不规律。平时宝宝进食时间不固定，饮食不规律，正常的胃肠消化规律被打乱。比如，宝宝在两餐之间总是乱吃零食、水果，这会导致宝宝在该吃饭时血糖含量偏高，没有饥饿感，容易失去对正餐的兴趣。

（6）边吃边玩。宝宝没有养成良好的饮食习惯，一边吃一边玩，不能安静吃饭。

（7）喂养不当。由于父母缺乏科学的喂养知识，乱给宝宝吃"营养食品"，使其食欲下降、不爱吃饭。

捏捏按按，让宝宝爱上吃饭

让宝宝爱上吃饭的方法有很多，如杜绝宝宝吃零食、吃饭时不责骂宝宝、让宝宝养成良好的进餐习惯等。这里我们给父母们介绍一种更有效的方法——推拿法。这种方法操作简便，只要一双手就可以进行操作，具体方法如下。

1. 掐四缝穴

四缝穴位于第2—第5指掌面，第1、2节横纹中央。操作手法为大人用拇指逐个掐揉宝宝的该穴位，两只手各掐10~20次。注意，掐时不要太用力，否则会导致宝宝畏惧、怕痛。

该方法具有治疗小儿疳积、百日咳，调节阴阳平衡，提高免疫力等功效。

2. 揉板门穴

板门穴位于手掌大鱼际中部。操作手法为大人用一只手固定孩子的手掌，然后用另一只手的拇指指端揉孩子的大鱼际。

此方法可健脾和胃、消食化滞，多用于防治食积、腹胀、食欲不振。

3. 运内八卦

内八卦穴位于手掌面，以掌心为圆心，以圆心到中指根2/3的距离画圈。运内八卦时最好用爽身粉或者润肤露等作为按摩介质，操作300次。注意，手法一定要轻柔，使手掌内侧面有酥痒感最好。

该方法主治行滞消食、食欲不振等症状。

4. 捏脊

捏脊是用双手拇指指腹和食指中节靠拇指的侧面在宝宝背部皮肤表面循序捏拿、捻动的一种中医治病的方法。那么，父母应如何给宝宝捏脊呢？

第一，在宝宝情绪好的情况下，让其俯卧在床上或沙发上，背部要保持放松、平直。

第二，父母站在宝宝后面，两手的中指、无名指和小指握成半拳状。食指半屈，用双手食指中节靠拇指的侧面，抵在孩子的尾骨处，大拇指与食指相对，向上捏起皮肤，同时向上捻动。

第三，两手交替，沿脊柱两侧自长强穴（尾骨尖附近）向上边推边捏边放，一直推到大椎穴（颈后平肩的骨突部位），即一遍捏脊完成。

第四，按前面的方法，捏脊10遍，再三捏一提3遍（每捏3下，将背部皮肤向上提一次）。

第五，父母用两拇指分别自上而下揉按脊柱的两侧3～5次。

注意，对背部皮肤有破损，患有疖肿、皮肤病的宝宝应禁止捏脊。

小贴士：给宝宝推拿的时间不宜过长，10～15分钟最佳。推拿前，父母需保持短指甲，并选择在宝宝温饱的前提下进行推拿。

健康小知识

如何让宝宝养成良好的饮食习惯？

不要强迫宝宝进食，偶尔饿一饿他，会使他主动吃饭；锻炼宝宝专心吃饭，比如吃饭时不能看动画片、玩玩具；让宝宝有规律地饮食，按时吃饭，少吃零食；宝宝吃饭时需要保证愉快的心情，父母不能批评宝宝，以免影响宝宝的食欲；少让宝宝吃辛辣类、生冷类、油腻类的损伤免疫力的食物。

当心宝宝过分依赖甜食

糖果、蛋糕、巧克力……丰富多样的甜食吸引着宝宝的味蕾，但是需要提醒父母的是，过分依赖甜食会伤害宝宝的健康，降低宝宝的免疫力。因此，父母应注意控制宝宝的甜食量，注重在三餐中提供多样化的食物。

宝宝吃过多甜食的危害

甜食中所含的糖，是人体内热量的主要来源。糖在人体内通过转化成为比分子更小的葡萄糖并进行氧化，成为二氧化碳和水，同时释放出能量。但如果宝宝吃过多的甜食，不仅容易导致肥胖、龋齿，还会使宝宝对甜食产生依赖，从而降低宝宝的免疫力，使宝宝精神烦躁，甚至引发内分泌疾病等。

1. 降低宝宝的免疫力

过分依赖甜食的宝宝，血液中白细胞平均吞噬病菌的能力会大幅下降，进而削弱宝宝的身体对细菌的反应能力，甚至会导致炎症、过敏等问题。因此，父母一定要给宝宝提供多样化的饮食，保证营养上的均衡，才能使宝宝的免疫力处于正常状态。

2. 使宝宝精神烦躁

如果宝宝吃过多的甜食，就会加速体内糖的氧化，而葡萄糖的氧化反应需要含有维生素B_1的酶来催化，这就需要消耗体内大量的维生素B_1。如果宝宝在饮食中无法及时补充足够的维生素B_1，就会造成维生素B_1不足，使葡萄糖氧化不全，产生乳酸等代谢产物。这类代谢产物集聚在脑组织中，会影响宝宝的中枢神经的活动，使宝宝精神烦躁、容易发脾气等。

3. 引起内分泌疾病

宝宝吃过多的甜食也容易引起许多潜在的内分泌疾病。由于宝宝体内糖分过高，血糖浓度升高，就会加重宝宝体内代谢中胰岛的负担，容易诱发糖尿病。

小贴士：父母应注意，宝宝每天摄入糖的量要依体重而定，不能超过0.5克/千克的标准。也就是说，如果宝宝的体重为10千克，那么他每天摄入糖的量不应该超过5克（10千克×0.5克/千克）。

4. 使宝宝体内的钙减少

宝宝吃过多的甜食，还会使其体内产生大量的丙酮酸，它们会使机体呈酸中毒状态。机体为了维持酸碱平衡，钙、钠、镁等碱性物质就会参与中和作用，从而使宝宝体内的钙质减少。宝宝体内缺钙就容易出现骨质疏松、调节血压的机制紊乱，同时也会使宝宝眼球的弹力减弱，容易患近视等。

5. 使宝宝营养不良

甜食的热量高，但热量高跟有营养是没有关系的。甜食中除了含有大量的糖外，几乎不含宝宝正常发育所需的其他营养物质。如果宝宝吃过多的甜食，就会造成其体内蛋白质、维生素等营养的缺乏。

常见食物糖分含量表

下面几种食物是生活中经常见到的，了解它们的含糖量，从而控制宝宝的甜食摄入，是父母应该学习的。（这里的1块糖，指重约4.5克的方块糖）。

食物名称	含糖量
1个果冻（30克）	约5.1克，相当于1块糖
1听可乐（330毫升）	约35克，相当于8块糖
1个白面包（35克）	约5克，相当于1块糖
1小块牛奶巧克力（43克）	约24克，相当于5块糖
1大杯酸奶（200克）	约22.5克，相当于5块糖
1块西瓜（180克）	约9克，相当于2块糖
1根胡萝卜（100克）	约5克，相当于1块糖

食物名称	含糖量
3小块巧克力曲奇饼干（20克）	约7克，相当于2块糖
2块谷物小饼干（20克）	约4.5克，相当于1块糖
1杯橙汁饮料（150毫升）	约18克，相当于4块糖

　　为了避免糖的过量摄入对人体健康造成的影响，世界卫生组织建议在整个生命历程中要减少游离糖的摄入量，成人和宝宝的游离糖摄入量应降低至总能量的10%以内；如能进一步将其降至低于摄入总能量的5%，会让身体更健康。

什么是添加糖和游离糖呢？

　　添加糖是指在食品加工和制备中添加的糖成分，主要包括白砂糖、红糖、玉米糖浆、糖蜜、蜂蜜和葡萄糖等；游离糖是指生产商、厨师或消费者在食品中添加的单糖和双糖，以及天然存在于蜂蜜、糖浆、果汁和浓缩果汁中的糖。

别给宝宝盲目进补，小心六大危害

随着生活条件的改善和优生优育的普及，很多父母为了宝宝有个健壮的身体，从宝宝能吃辅食开始，便想尽办法买各种各样的补品，来增强宝宝的免疫力。但事实上，宝宝并不适合进补。

盲目进补，危害多多

宝宝出生后，各脏器发育还未成熟，脾胃功能也较薄弱，如果在这个时候盲目进补，容易给宝宝的身体健康造成危害，其主要表现在以下几个方面。

1. 促使假性性成熟

补品的成分很复杂，且部分补品中含有性激素类物质（如女性激素雌二醇或男性激素睾酮）。如果经常给宝宝服用补品，可能会引起宝宝性早熟，医学上称为假性性成熟。假性性成熟的特征是男孩阴茎变粗，女孩乳房突然增大或阴道流出白带样的分泌物。

2. 引发消化道问题

让宝宝服用过多的补品，可能会干扰宝宝的胃肠功能，降低其食欲。宝宝的脾胃功能是很薄弱的，比如在服用熟地、龟板、鳖甲、首乌后，常会导致宝宝出现腹胀闷、苔腻、食欲减退、便秘或腹泻等症状。

3. 导致中毒

比如，当宝宝不爱吃饭时，通常父母首先想到的是宝宝身体里缺锌了，于是开始补锌。锌的确对促进宝宝的身体、智力发育，以及增强免疫力很有帮助。但是，摄入过量的锌会导致宝宝中毒，出现呕吐、头痛、腹泻、贫血、免疫功能低下等症状。因此，宝宝不爱吃饭，父母不能盲目补锌，应先判断宝宝不爱吃饭的真正原因。

4. 引发过敏症状

宝宝服用过量补品可能会导致其患皮肤红斑、丘疹、荨麻疹等疾病。

5. 造成发育停滞

刚开始添加辅食的宝宝盲目服用补品可能会使其猛长个头，引起骨骺提前闭合，缩短骨骺生长期，使宝宝的生长发育提前终止，导致宝宝长大后比同龄宝宝个头矮。

总之，大多数宝宝都不需要特意去服用补品。只要宝宝身高、体重增长正常，精神好、睡眠好，父母就不必担心，平时注意合理搭配膳食营养即可。只有在宝宝体弱多病的情况下，才考虑给宝宝进补，而且进补前最好请医生诊断。记住，千万不要给宝宝随意进补哦。

宝宝进补应遵循的原则

科学进补，才能做到细心呵护宝宝的健康。父母应知道，宝宝进补需遵循以下原则。

（1）食补优先。如果宝宝摄取营养均衡的食物，其体内的微量元素、营养素基本上是可以得到保证的。天然食物中含有的营养成分远比补品丰富得多。

小贴士：宝宝的生长发育由于先天和后天的因素，会有一定的个体差异，比如有的宝宝比其他宝宝长得矮一些，有的宝宝生病次数多一些，父母不必太着急。

（2）宝宝不能服用大人的保健品。不少父母会这样做：将大人吃的钙片分成两半，让宝宝服用一半。这样做是不对的，宝宝不能服用大人的保健品，因为宝宝的身体并非大人的缩小版，父母必须考虑到宝宝的器官的发育成熟度。

（3）不轻信营养复合剂。营养复合剂中含有多种微量元素，这些微量元素可能会影响彼此的吸收，比如钙剂会影响锌的吸收，而锌的吸收也会影响钙的吸收。另外，营养复合剂还容易引起营养素之间的失衡，该补的量不足，不该补的量偏多。

（4）间断进补。间断进补是那些需要服用补品的宝宝要遵循的原则。因为连续服用补品，会使宝宝的身体对该补品产生一定的依赖性，甚至会导致营养过剩而危害宝宝的身体健康。

健康小知识

看清营养标识，避免宝宝过量摄取

　　父母在给宝宝选择营养品时应仔细看清产品上的营养标识，避免让宝宝重复摄取营养。另外，建议父母了解宝宝的年龄相对应的每日营养素的摄取上限，以避免补充过量而产生副作用，甚至中毒。

第四章

重视细节，从良好习惯和环境方面提升宝宝的免疫力

良好习惯和环境对宝宝的免疫力有很大的影响。父母应注意让宝宝养成良好的习惯，同时，应给宝宝提供卫生、安全、适合其生理特点的环境。总之，父母要注意生活中的各种细节，保护和提升宝宝的免疫力。

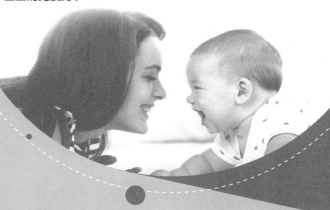

宝宝睡得好，身体才会棒

睡眠问题对于婴幼儿来说尤为重要。因为睡眠质量的好坏直接影响着宝宝的身体是否健康及其免疫力强弱。因此，关注宝宝的睡眠问题、提高宝宝的免疫力，是每位父母应尽的责任。

宝宝睡眠不足的危害

不少父母认为，宝宝晚上11点前不想睡觉，说明宝宝不需要那么多的睡眠时间。事实并非如此，这样只会导致宝宝睡眠不足。那么，宝宝睡眠不足有哪些危害呢？

1. 降低宝宝的免疫力

睡眠有助于增强人体的免疫力，因此，宝宝经常睡眠不足，会使身体的免疫力下降，导致身体出现各种不适，如感冒、近视、神经衰弱等。

2. 影响宝宝的身高发育

研究表明，宝宝在睡眠状态下，脑垂体分泌的生长激素要比白天高出很多倍，并且睡眠状态越好，生长激素分泌越多，宝宝的身高增长越快。因此可以说，剥夺宝宝的睡眠就相当于剥夺了他的"生长权"。

3. 影响宝宝的大脑发育

研究发现，宝宝在熟睡之后，脑部的血液流量会明显增加，这有利于促进脑蛋白质的合成和智力发育。相反，宝宝睡眠不足就会出现注意力不易集中、记忆力降低、思维迟钝等情况。

> 小贴士：当然，宝宝的睡眠并非越长越好。如果宝宝的睡眠时间过长，那么父母就要关注宝宝是不是生病了，因为睡眠状况异常也是反映宝宝生病的表征之一。

4. 影响宝宝的情绪状态

睡眠不足会对大脑海马体造成伤害。而海马体是产生积极情绪的脑组织，一旦它受到伤害，人的情绪就会变得消极。如果宝宝长期睡眠不足，那么坏情绪就会伴随宝宝的成长，使宝宝形成不良的性格。

如何让宝宝拥有好睡眠

良好的睡眠对宝宝的生长发育至关重要，谈到宝宝的睡眠，许多父母都有这样的疑问：如何让宝宝拥有好睡眠呢？

1. 每天遵循一套优质的就寝程序

对宝宝来说，遵循一套优质的就寝程序，对规律的睡眠习惯的养成是很有帮助的。比如让宝宝睡前洗澡、刷牙等，这不仅能促进宝宝的睡眠，还对宝宝的智力发育有很大的好处。

2. 营造良好的睡眠环境

首先，适宜的室温和湿度对宝宝的睡眠非常重要。室温过高，宝宝容易烦躁不安；室温过低，宝宝容易被冻醒；空气过于干燥，宝宝的鼻腔容易变干堵塞。

其次，不要让宝宝穿着过厚的衣服睡觉，这会使宝宝的肌肉不能完全放松，呼吸、血液循环也不顺畅，宝宝会出现夜惊等现象，不能进入深度睡眠。

最后，父母在宝宝睡觉时，应将灯光调得暗暗的，最好不要打麻将、唱歌或跳舞等妨碍宝宝睡觉，尽量让宝宝在安静的环境下睡觉。

3. 给宝宝播放催眠曲

声音在宝宝的睡眠中发挥着重要作用，可以使宝宝放松，吸引宝宝的注意力，帮助其建立睡眠联想。给宝宝播放催眠曲时通常是先播放节奏较快、声音较大的音乐，吸引宝宝的注意力，等宝宝情绪稳定后，再切换为节奏舒缓的音乐，让宝宝不知不觉地进入梦乡。

另外，当宝宝睡着后，父母应注意宝宝是否有睡觉的小毛病，比如磨牙、流口水、张口呼吸、惊跳、爱翻滚、盗汗等。如果有，父母应及时找出原因，避免宝宝的身体出现各种问题。

宝宝每天需要睡多长时间呢?

　　每个年龄阶段，宝宝对睡眠时间的要求是不一样的。宝宝出生后的前几天，每天的睡眠时间约为20个小时；2个月的宝宝每天睡眠时间约18个小时；4个月的宝宝每天睡眠时间约16个小时；9个月的宝宝每天睡眠时间约15个小时；1周岁左右的宝宝每天睡眠时间为13～14个小时；3周岁左右的宝宝每天需要睡12个小时，其中晚上睡10～11个小时，白天睡1～2个小时。

每天适量运动，增强宝宝的体质

宝宝正处于生长发育的旺盛时期，每天适量运动能增强宝宝的体质、提高抗病能力。宝宝在婴幼儿时期，父母可以通过一些身体游戏让宝宝感受运动的乐趣，并得到锻炼，从而提升宝宝的免疫力。

0～6个月宝宝的身体运动

1. 拉手坐起运动

运动目标：锻炼宝宝的肩部、手部以及腹部肌肉。

运动步骤：①播放舒缓的音乐，妈妈让宝宝仰卧在床上，用两只手分别握住宝宝的两只手腕，大拇指放在宝宝的手心；②妈妈用两只手轻轻拉宝宝坐起，保持这个姿势6秒左右，再让宝宝躺下，反复3～4次。

提示：妈妈在让宝宝做这项运动时，应循序渐进，不可太用力。

2. 翻身运动

运动目标：训练宝宝的肌肉关节以及脊柱、腰背部肌肉的力量。

运动步骤：①妈妈让宝宝仰卧在床上，然后手拿着宝宝平时喜欢的玩具，逗宝宝来抓；②等到宝宝想抓时，妈妈就可以把玩具放到宝宝的一侧，引诱宝宝翻身去抓；③这时妈妈可以帮助宝宝，比如宝宝要向右翻时，妈妈可用左手扶住宝宝的右肩，右手扶住他的臀部，轻轻地给宝宝一点力量，这样宝宝就翻过来了，然后，再按此方法帮助宝宝进行左翻。

提示：在助宝宝翻身的时候，妈妈的动作不要太大，也不要用力，以免伤了宝宝的胳膊。

6～12个月宝宝的身体运动

1. 爬行运动

运动目标：训练宝宝的爬行能力，增加身体的平衡性和灵活性，为独立行走打基础。

运动步骤：①妈妈收拾好周围的危险物品；②妈妈把宝宝放在地毯上，然后在宝宝面前放一个小玩具，吸引宝宝的注意力，引导他爬过去抓玩具；③开始时，宝宝肚皮贴地往前移，前肢后肢都用不上力，这时妈妈可以推动宝宝的脚，鼓励宝宝用力向前。

提示：这个阶段的宝宝的身体平衡能力还不够，很容易磕碰，因此妈妈要选择在柔软的地毯上或床上训练。

2. 拉大锯运动

运动目标：增强宝宝上半身的力量，锻炼宝宝的臂力。

运动步骤：①妈妈让宝宝坐在自己对面，让宝宝抓住毛巾的一端，自己抓住毛巾的另一端，然后轻轻地拉，试试宝宝有多大力气；②同时，妈妈边拉边唱："拉大锯，扯大锯，你过来我过去；拉一把扯一把，小宝宝快长大。"

提示：妈妈也可以拿出球类玩具，将玩具扔到宝宝面前，引导宝宝接住并把玩具扔回来。这种方法也可锻炼宝宝的臂力。

1~2岁宝宝的身体运动

1. 行走运动

运动目标：锻炼宝宝的行走能力，发展宝宝大肌肉的运动技能，增强宝宝的平衡感。

运动步骤：①妈妈用枕头或软垫铺一条弯弯曲曲的小路，并在路尽头放一些玩具；②让宝宝沿着小路走过去拿他喜欢的玩具。如果宝宝还走不稳，妈妈可以帮助宝宝完成这项运动。

提示：在宝宝训练行走时，妈妈要注意保护好宝宝。

2. 跳跃运动

运动目标：锻炼宝宝的协调能力及平衡能力。

运动步骤：①妈妈将一个可以支撑宝宝重量的盒子放在地板上，然后让宝宝站在上面；②妈妈双手握住宝宝的手，说："宝宝学袋鼠跳，跳跳跳。"牵着宝宝从盒子上跳下来；③如果宝宝喜欢这个游戏，可以让宝宝反复跳，直到宝宝不愿再跳为止。

提示：因为这个运动大人最累，所以当大人没有力气时，要跟宝宝商量，休息一下。

2～3岁宝宝的身体运动

1. 往返跑

运动目标：锻炼宝宝的跑步速度和身体的耐力。

运动步骤：①在郊外，妈妈选一块草地，让宝宝尽情地在草地上奔跑、滚爬、蹦跳；②让宝宝选一棵树，以这棵树为终点，引导宝宝跑过去摸一下树，再跑回来。妈妈可以和宝宝进行比赛，看谁跑得快。

提示：为了增加运动的趣味性，刚开始妈妈可以故意输给宝宝。

2. 吹乒乓球

运动目标：训练宝宝的肺活量，增强呼吸系统的抵抗力。

运动步骤：①妈妈在桌子上放几个乒乓球，在桌子下放一个箱子，向宝宝示范如何将乒乓球准确地吹到箱子里；②宝宝知道规则后，妈妈让宝宝将乒乓球吹到箱子里，等宝宝熟练后，妈妈可以和他进行比赛，看谁吹进去的球多。

小贴士：定期做运动有助于宝宝循环系统的运转，还能帮助宝宝消化、改善胃口。

提示：为了让宝宝吹得更有动力，妈妈可以为赢了的人设立一个小奖品。

运动对宝宝健康的重要性

每天适量的运动对宝宝的健康很重要。父母可以让宝宝通过抬头、翻身、坐、爬以及做手工的精细动作等训练，锻炼全身的肌肉和骨骼，促进宝宝的运动感觉功能发育、思维力的发展。现代医学证明，成人患上疾病如肥胖、糖尿病、冠心病、高血压等，以及智力发育欠佳，与其婴幼儿时期缺乏运动锻炼有着直接的关系。

保持好心情，宝宝免疫系统发挥大效应

多年来，科学家们以免疫和神经科学的技术，研究表明情绪与疾病有着密切的联系：情绪影响疾病，反之，疾病也影响着一个人的情绪状态。

笑是宝宝健康的保障

美国研究人员曾将"观看喜剧片发笑组"和"观看恐怖片毛骨悚然组"这两组人的生理反应进行相互比较，发现前者的免疫力得到了提升。所以，笑是一剂有利于健康的良药。

让宝宝由衷地笑是有益其身心健康的，能刺激宝宝的呼吸系统和血液循环，预防感冒等多种疾病的发生；还可以缓解宝宝的紧张情绪，提高抗病激素水平，增强免疫系统的功能。所以，生病的宝宝如果能多笑一笑，也能康复得更快一些。这是因为，在长期紧张和郁闷的情绪下，细菌、病毒等很容易乘虚而入。因此，父母应多对宝宝微笑，多逗宝宝开心，比如和宝宝扮鬼脸、躲猫猫等都能激发宝宝天真快乐的反应，让其早笑、多笑，这样的宝宝长大后身心都会很健康。

逗宝宝笑要有分寸。不是任何时候都可以逗宝宝发笑的，需要父母把握好强度、时机和方法，具体应注意下面几个方面。

（1）宝宝进食时不要逗宝宝笑，否则容易导致食物误入气管引发呛咳甚至窒息。

（2）睡觉前不要逗宝宝笑，否则容易诱发宝宝失眠或者夜哭。

（3）逗笑应适度，过度大笑可使宝宝发生缺氧、暂时性脑贫血、下颌关节脱臼甚至瞬间窒息。

不要让压力损害宝宝的免疫力

长期的压力会导致免疫系统抗击疾病的能力显著下降，导致天然T淋巴细胞的减少，杀伤T细胞活力降低，以及能增强免疫系统反应能力的巨噬细胞含量减少。

一些父母可能会有这样的疑问：宝宝也有压力吗？答案是肯定的。宝宝从出生那刻起就开始感受外界的刺激，这些会使宝宝感到有压力，尤其是过于敏感的宝宝，他们感受的压力会更大。那么，造成宝宝压力的因素有哪些？父母又如何帮助宝宝缓解呢？

1. **造成宝宝压力的因素**

（1）环境因素。比如宝宝刚出生来到这个世界的时候，周围一切都是陌生的，可能大一点的声音就会使宝宝感到不舒服，产生压力。

（2）宝宝身体不舒服。比如身体的饥饿、疼痛、寒冷、疲劳等，这些都可能是造成宝宝压力的显著因素。

（3）和父母分开一段时间。父母是宝宝最亲、最熟悉的人，宝宝看到父母会感到舒适和安心。如果父母和宝宝分开一段时间，宝宝就会感到焦虑和恐慌。这时，他通常会通过大哭来表达自己的压力。

（4）感觉被忽视。当父母不在宝宝身边时，宝宝会觉得自己被忽视，导致压力荷尔蒙增多而感到焦虑。

2. **缓解宝宝压力的方法**

（1）多拥抱。当宝宝感受到压力时，父母一定要设法让他知道：他不是无助的，也并不孤单。这种心理暗示对宝宝非常重要，所以父母应经常拥抱宝宝，然后在宝宝耳边讲几句悄悄话，让他感受到父母的爱正包围着他。

（2）多陪伴。当宝宝有压力，紧张得大哭大叫时，父母应多带宝宝到户外活动，看一看天上变幻的云朵，把他的注意力转移到周围美好的事物上去；或者与宝宝一起坐下来看图画书，在亲子共读中，让宝宝的紧张情绪得到舒缓。

（3）多称赞。在称赞中长大的宝宝会充满自信，积极向上，能够迎接各种挑战。

孤独会降低宝宝的免疫力

美国心理学家做过一项孤独实验，将受试者关在隔音房间里，除了进餐和排泄外，受试者必须一直躺在床上。结果到了第4天，受试者出现双手发抖，不能笔直走路，回应速度变慢，对疼痛敏感及出现幻觉等症状。可见，孤独会严重损害人的身心健康，降低人体的免疫能力。因此，不管多忙，父母都应该抽出一些时间好好陪伴宝宝，给宝宝充足的爱和温暖。

宝宝穿对衣服，少生病

日常生活中，父母除了要学习护理宝宝的吃喝拉撒睡，还要懂得如何给宝宝穿对衣服。因为宝宝衣服穿得少容易感冒，捂着又会捂出病。

宝宝穿衣常见误区

给宝宝穿衣服，父母们经常会有以下几个误区。

1. 宝宝头一出汗就要减衣

宝宝头一出汗，父母就觉得给宝宝穿多了，然后就赶紧给宝宝脱衣服。这样做是不正确的。因为出汗是身体调节温度的生理反应，会使毛孔处于开放状态，这时给宝宝脱掉衣服，宝宝极易受风寒侵袭而感冒。

正确做法：将宝宝的背部、前额部位用干燥的毛巾擦干，或者让宝宝安静地坐一会儿，然后换上薄一些的干净衣服。

2. 宝宝手凉就要添衣服

许多父母总是喜欢摸宝宝的小手来判断宝宝冷热，其实这是错误的。因为宝宝的四肢末端血液循环还不完善，末梢血液循环较差，即使宝宝体温正常，小手也要比大人的凉一些。

判断宝宝冷热的正确方法是：①摸宝宝的锁骨部位，如果锁骨部位是温热的，说明宝宝穿衣不多不少；②摸宝宝的后背衣物覆盖处，如果后背有汗，甚至衣服都已经湿了，说明宝宝衣服穿多了。

3. 打喷嚏就是冷了

宝宝打喷嚏是机体从鼻腔排除刺激物或外来物的一种方式。很多父母认为宝宝打喷嚏就是冷了，其实不一定。引起宝宝打喷嚏的原因有很多，如在早晚或在温度改变时，鼻子对体温进行自我调节，人会不知不觉地打喷嚏，这是正常反应；花粉、宠物毛发等也会刺激到宝宝的鼻腔黏膜，从而引起打喷嚏。如果宝宝总是频繁打喷嚏或流鼻涕，则很有可能是感冒生病的症状，此时应及时带宝宝去看医生。

宝宝穿衣不可忽视的事项

由于宝宝机体发育还未成熟，很容易受到外界环境影响，因此，父母应特别关注宝宝穿衣的一些学问，这样才能让宝宝不容易生病。

1. 穿双小袜子

宝宝的脚部对外界温度是最为敏感的，双脚受凉后，容易引起宝宝上呼吸道黏膜的血管收缩，抗病能力下降，易患感染性疾病。因此，尽量不要让宝宝光着脚，刚出生的宝宝可以穿脚套；大一点的宝宝可根据脚长选择袜子，保持足部暖和。

2. 外出多带一件衣服

父母带宝宝一起外出时，一定要记得给宝宝带上外套和长裤，以防天气突变。尤其是春秋季节，气温忽冷忽热，宝宝很容易冻着。

3. 外出应给宝宝戴帽子

外出给宝宝戴帽子既可以遮阳，又可避免宝宝的头部受凉。尤其是6个月内的宝宝，囟门尚未闭合，头顶部非常薄弱，很容易受凉引起感冒。

另外，在帽子的选择上，只需满足不让宝宝的头顶受凉就好，父母可以根据气温和宝宝的体质选择帽子的厚薄和材质。

4. 选择全棉面料、颜色较浅的衣服

宝宝的皮肤非常柔嫩，父母给宝宝挑选衣服时应尽量选择全棉面料的，既透气又能保暖。建议不要选择化纤面料的衣服，因为这种面料的衣服不仅容易刺激宝宝的皮肤，还会影响宝宝体表汗液的蒸发。

另外，宝宝衣服的颜色应尽量选择浅色的，尤其是贴身的衣服。因为颜色鲜艳的衣服往往含有大量残留的染色剂，容易导致宝宝得皮肤病。

5. 威胁到宝宝健康的衣服尽量不穿

父母要注意下面几类衣服最好不让宝宝穿。

小贴士：在给宝宝穿衣的过程中，要提醒父母的是，宝宝的身体很柔软，所以在给宝宝穿衣时，动作一定要轻柔，千万不可生硬地拉拽宝宝。

（1）最好不穿开裆裤，尤其是女宝宝。

（2）尽量不穿带拉链的衣服，容易夹到宝宝细嫩的皮肤。

（3）带帽绳的衣服尽量不穿，容易有窒息的危险。

（4）有珠子、亮片等装饰品的衣服，尽量不穿，以防被宝宝抓取导致误食。

（5）不要给宝宝穿紧身衣，因为紧身衣会束缚胸廓运动和呼吸，影响肺功能及胸、背、关节的正常发育。

健康小知识

如何给新生宝宝脱衣服？

对于新手爸爸和妈妈来说，给新生宝宝脱衣服并不是一件简单的事情。因为大多数宝宝并不喜欢脱衣服，常常会大哭大闹来反抗。父母可按照下面的脱衣方法轻松应付：（套头衫）先把套头衫的领口打开，然后握着宝宝的肘部，把袖口卷起来，轻轻地把手臂拉出来；把手伸进衣服内撑着衣服，小心地通过宝宝的头，将整件衣服脱下。注意：父母不要留指甲，避免无意间划伤宝宝。

过于干净损伤宝宝的免疫力

由于对卫生环境的担忧，很多宝宝从一出生就被父母力图养在"无菌"的环境中，父母认为越干净越好。其实，凡事过犹不及，过于干净的环境对宝宝免疫力的提升反而有害。

尤其是在城市家庭里，从宝宝出生起，一家人就开始了洗涮、消毒、蒸煮的大工程。等宝宝大点了，父母会有一大堆的"卫生规定"约束宝宝，如"别玩沙土、别碰猫狗、别在草地上打滚"等。总之，"别"字开头的话时时挂在父母嘴边。但这样真的好吗？

事实上，人体的免疫系统能对传染病原形成免疫记忆，如果再次遇上，可以很快将其消灭。如果生活环境过于干净，宝宝没有机会通过感染产生抗体，抵抗力反而会减弱，容易出现过敏和免疫失调。另外，美国相关专家发现，如果人在婴幼儿时期的成长环境过于干净，将影响免疫系统发育，成年后更容易罹患心脏病等。

因此，老人常说的"不干不净，吃了没病"这句俗话并不是完全没有道理的，这和我们现代免疫学理论是相通的，是可以运用科学解释的。虽然宝宝需要健康、干净的生活环境，但这并不是说要让宝宝生活在没有细菌的环境中。父母应该知道，做好基本的、必要的清洁就可以了，不必过于干净，任何事物极端化之后都会引来反效果。

下面是几点过于干净的做法，看一看您中招了吗？

（1）除了食物，不让宝宝把任何东西放入嘴里。

（2）阻止宝宝接触小动物。

（3）不允许宝宝接触任何"不干净"的东西。

（4）每次做卫生家里都疯狂使用消毒液。

那么，父母怎样做，才不会干净过头呢？

（1）父母不要阻止宝宝吃手、吃玩具，这是宝宝神经发育的正常过程。父母只要注意做好宝宝的手部清洁和玩具清洁就可以了，但前提要求购买的玩具是安全、无毒的。

（2）宝宝的新衣服要先用婴儿专用洗衣液洗一遍，并要单独清洗，不要与大人的衣物混在一起。

（3）大一点的宝宝，免疫力也更强一些。这个阶段的宝宝预防疾病的关键方法之一是防止病从口入，如饭前一定要洗手，但是不必总是频繁地洗手。

（4）给宝宝洗澡的时候，应少用或者不用洗浴产品，过度使用洗浴产品，会让宝宝的皮肤变得更加干燥、容易瘙痒。

（5）父母应多带宝宝去户外，接触阳光，亲近大自然，让宝宝和泥土、草地、阳光接触，其实这对增强宝宝的免疫力是非常有好处的。

（6）宝宝的奶瓶、餐具使用前不必每次都消毒，可1～2天煮沸消毒一次，其余时间用清水冲刷干净、控干水分就可以了。

抗菌剂：三氯生和三氯卡班

三氯生俗称二氯苯氧氯酚，三氯卡班俗称三氯碳酰苯胺，都属于抗菌剂，被广泛应用于制造香皂等日用清洁品中。专家研究表明，过多地使用含有这些抗菌剂的清洁用品会增加宝宝患病的概率，损害其免疫系统。

另外，美国医学会也呼吁大众避免使用含抗菌成分的清洁用品，因为这些产品可能是人体产生抗药性微生物的因素之一。所以日常清洁只要使用一般的香皂和水就可达到清洁的效果。

给宝宝晒个美美的日光浴

日光浴是一种利用日光进行锻炼或防治慢性病的方法，主要是让日光照射到人体皮肤上，引起一系列理化反应，以达到健身治病的目的。

美美地晒个日光浴对宝宝的身体健康很有益处，能够预防小儿佝偻病、促进宝宝的血液循环、增强宝宝的抵抗力等。但父母也应了解一些晒日光浴的注意事项，这样才能让宝宝的身体充分吸收阳光的能量。给宝宝晒太阳，父母应注意以下几点内容。

（1）宝宝空腹或早餐后1小时内，不宜晒太阳。

（2）有佝偻病或从未服过鱼肝油、钙片的宝宝，不适宜晒太阳，宝宝应在服用维生素D制剂一段时间后，再接受日光浴。

（3）由于宝宝皮肤干燥、对花粉过敏等原因，晒太阳后可能会出现红斑、丘疹、局部脱皮等症状。

（4）宝宝晒太阳的时长刚开始以5~10分钟为宜，然后逐渐增加时长，每次日光浴尽量不要超过30分钟。

（5）健康的宝宝出生2周后就可以晒太阳了，但不能直晒，只能在室内阳光斜射时打开窗子给宝宝晒太阳，每天晒1~2次即可。

（6）在室内晒太阳不要隔着玻璃窗、纱窗，这样会减少紫外线的透入，降低晒日光浴的功效。

小贴士：给宝宝晒日光浴，父母一定要选择良好的天气和安静的环境。

（7）在宝宝做日光浴的时候，为了宝宝的眼部健康，宝宝的眼睛不要接受日光浴，建议用太阳镜或帽子遮挡住宝宝的眼睛。

（8）晒太阳时最好给宝宝穿红色衣服，不要穿黑色衣服。因为红色衣服的辐射长波能迅速"吃"掉杀伤力强的短波紫外线。

（9）宝宝晒太阳时如果流汗，父母要用毛巾给宝宝擦净，然后多喂一些白开水或果汁来给宝宝补充水分。另外，宝宝晒日光浴的最佳时间段为早上9～10点和下午4点左右。

健康小知识

给宝宝晒太阳应注意循序渐进

给宝宝晒太阳需要遵循一定的程序，顺序如下。

（1）宝宝晒太阳初始的2～3天，可从脚尖晒到膝盖，每次约5～10分钟。

（2）逐步扩大晒太阳的范围，可从膝盖扩大到小腿。

（3）晒太阳的范围晒到肚脐，时间约15～20分钟。

（4）晒太阳的范围还可扩大到背部，每次约20分钟。

别让这七类人亲吻宝宝

小宝宝可爱极了，总让人忍不住凑过去逗一逗、亲一亲。殊不知，这样亲昵的举止却是最容易被忽略的传染途径。隐藏在大人身上、手上、嘴唇上的细菌会轻而易举地伤害到抵抗力差的小宝宝。

宝宝免疫力和抗病力低，如果亲吻者携带病菌，很可能会通过口唇的亲密接触，把病菌传染给宝宝。父母应做好相应的防护措施，尤其要注意，下面这七类人不宜亲吻宝宝。

1. 伤风感冒者

感冒的人如有鼻塞、流涕、打喷嚏、发热等症状时，一定不要让他亲吻宝宝。因为感冒多是病毒感染引起的，这些病毒多寄生在鼻咽上呼吸道黏膜中，很容易通过亲吻传播。

2. 浓妆艳抹者

年轻的女性往往崇尚时尚，喜欢打扮与化妆，眼影、唇膏、香水一样不落。但当这类人亲吻宝宝时，化妆品中的有害物质（如铅、汞或其他化学物质）很可能会进入宝宝体内，引起接触性皮炎、慢性铅中毒等病症。

3. 口腔病患者

亲吻是直接的口唇接触。如果人患有口腔疾病，如牙龈炎、龋齿、牙髓炎等，口腔中就会存在大量的致病病菌。如果这类人与宝宝亲吻，病毒很容易潜入宝宝的口腔甚至体内，给宝宝的健康带来隐患。

4. 有疱疹者

单纯疱疹是一种由单纯疱疹病毒所致的病毒性皮肤病，中医称为热疮，其病毒可通过皮肤、黏膜的直接接触进入机体。患者的局部表现是面部、唇角、眼睛、手足等部位出现米粒大小的水疱，几个或十几个连成一片，并且伴有发热或局部淋巴结肿大。这类人一定不要亲吻宝宝。

5. 患肝炎者

肝炎是一种病毒性的、常见的传染病之一，近年来的发病率有大幅度的提高。甲肝的传播主要通过粪—口途径，而乙肝则通过注射、输血或血制品、密切接触、母婴等途径传播，甚至乳汁、唾液、眼泪都是不安全因素。所以肝炎患者应避免与宝宝亲密接触。

6. 吸烟者

吸烟的人呼吸道和口腔中总有尼古丁、烟焦油等有毒物质的残留，宝宝对这些有毒物质很敏感。当这类人亲吻宝宝时，使宝宝容易被诱发哮喘等呼吸道疾病。因此，这类人亲吻宝宝之前

小贴士：父母不要让其他人轻易亲吻宝宝，尤其是亲吻宝宝的嘴巴或者离口鼻比较近的部位，这样很容易将细菌、病毒等带给宝宝。

最好把牙齿刷干净。

7. 患有肠胃疾病者

拉肚子或是患有胃溃疡等肠胃疾病的人，其体内有很多胃肠道细菌都是可传染的，如大肠杆菌、幽门螺旋杆菌等。因此，这类人一定不要亲吻宝宝，更不要给宝宝用口嚼烂喂饭，以防增加宝宝得病的概率。

如何亲近才不伤害宝宝呢？

在亲近宝宝的过程中，应注意以下几个方面。

（1）即便是最亲的人，亲吻宝宝时最好选择脸颊或额头，避开手部、口鼻部位。

（2）妈妈或爸爸在喂奶前不要用嘴试温度。

（3）从外面回来的人想要和宝宝亲近，一定要先脱掉外套、洗脸洗手。

（4）吃饭时，宝宝的餐具要和大人的餐具分开，尽量让宝宝吃独份的食物。

（5）当熟人直接亲宝宝时，父母要懂得拒绝，不要不好意思。对大一点的宝宝，要教他当别人要亲吻他时，可以把脸侧过去，避开亲到口鼻部位。

第五章

接种疫苗，积极强化宝宝身体里的防御系统

宝宝出生时会从妈妈的体内获得一定的抗体，能够抵抗部分细菌、病毒的侵袭。但随着宝宝逐渐长大，从妈妈体内得到的抗体慢慢消失，而这时宝宝的免疫系统还未发育完全，一旦生病，可能会严重威胁到宝宝的身体健康。因此，父母要从宝宝刚出生时就给他接种疫苗。

宝宝计划内疫苗的接种

　　计划内免疫所涉及的传染病，不仅各地普遍流行，无论健康宝宝还是体质虚弱的宝宝都易感染，而且传染性极强，致死率、致残率极高。这类传染病如果控制不好，蔓延开来，会给人类带来极大危害。下面让我们一起来了解一下有关计划内疫苗的知识吧。

什么是计划内疫苗

　　计划内疫苗（一类疫苗）是宝宝必须进行接种的疫苗，即国家规定强制免疫的，属于免费疫苗。计划免疫包括两个程序：第一个程序为全程足量的基础免疫，也就是宝宝在1周岁内完成的初次接种；第二个程序为以后的免疫加强，也就是根据疫苗的免疫持久性、宝宝的免疫水平和疾病的流行情况，进行适时复种。

　　宝宝出生后，父母应当及时向医疗保健机构申请办理预防接种证，并按规定的免疫程序、时间带宝宝到指定的接种点进行疫苗接种。需要注意的是，预防接种证是宝宝的"健康通行证"，宝宝以后入托、入学甚至出国都要凭预防接种证办理相关手续，因此，父母一定要好好保管宝宝的预防接种证。

计划内疫苗的具体介绍

国家卫生部规定，宝宝出生后必须接种5种疫苗，以有效抵制相应预防的疾病，具体情况如下表所示。（部分省、自治区、直辖市在此基础上又增加了流脑和乙脑疫苗。）

疫苗名称	预防的疾病
卡介苗	结核病
脊髓灰质炎糖丸	脊髓灰质炎即小儿麻痹症
百白破三联疫苗	百日咳、白喉、破伤风
麻疹疫苗	麻疹
乙肝疫苗	乙肝

1. 卡介苗

宝宝出生后，最先面对的预防接种就是卡介苗。卡介苗是一种活的结核菌疫苗，通过减少毒力处理，刺激机体产生对结核病菌的免疫力。目前，世界上多数国家都已将卡介苗列为计划免疫必须接种的疫苗之一。

由于刚出生的宝宝免疫力弱，一旦感染结核病菌，很容易发生急性、重症结核病而危及生命，如结核性脑膜炎、血液传播型结核病。因此，只要宝宝身体健康，医院都会在其出生24小时内接种卡介苗。如果出生时宝宝没有及时接种卡介苗，那么，在宝宝1周岁内，一定要到当地结核病防治所卡介苗门诊或者卫生防疫站计划免疫门诊去补种。

2. 脊髓灰质炎糖丸

脊髓灰质炎糖丸也叫脊髓灰质炎疫苗，是一种减毒活疫苗。它是白色颗粒状糖丸。宝宝出生后需按计划服用糖丸，它能有效地预防脊髓灰质炎，即小儿麻痹症。

小贴士： 宝宝服用糖丸时，应用冷开水溶解后送服。因为这种疫苗是活病毒制品，如果用热水溶解，活疫苗就会因温度过高而失去活性。另外，宝宝在服用糖丸后，30分钟内不能吃热的食物，包括母乳。

3. 百白破三联疫苗

百白破三联疫苗是指百日咳、白喉、破伤风三种疫苗的联合制剂，它是由百日咳疫苗、精制白喉和破伤风类毒素按适量比例配制而成的，用于预防百日咳、白喉和破伤风三种疾病。

（1）百日咳：是一种由百日咳杆菌引起的急性呼吸道传染病，通过飞沫传播，传播性极强，主要传染给婴儿。其临床特征为持续性、阵发性咳嗽，带有吸气性尾声或呕吐，易合并肺炎和脑炎，进而导致死亡。

（2）白喉：是由白喉杆菌引起的一种急性呼吸道传染病，以发热，憋气，声音嘶哑，犬吠样咳嗽，咽、扁桃体及其周围组织出现白色伪膜为特征。严重者全身中毒症状明显，可并发心肌炎和周围神经麻痹。

（3）破伤风：是一种创伤感染性疾病。在皮肤创伤后，存在于土壤、铁锈等处的破伤风芽孢进入伤口；破伤风芽孢在坏死组织内由于氧气的消耗，转变成破伤风杆菌，并产生破伤风外毒素，侵犯中枢神经，以至肌肉痉挛、运动失调等。

父母应注意，这种疫苗接种后，宝宝的局部可有红肿、疼痛、发痒症状，个别宝宝可能会出现轻微发热，但接种后48小时可恢复正常。

4. 麻疹疫苗

麻疹疫苗的全称是冻干麻疹减毒活疫苗，用于预防麻疹。麻疹是由麻疹病毒引起的全身发疹性急性呼吸道传染病，约90%发生在6个月至5岁的未接种过麻疹疫苗的宝宝身上。

6个月以内的宝宝由于有从母体获得的抗体，一般不会得麻疹。因此，宝宝初次接种应在满8个月时，再次接种应为7周岁。也可8月龄初免，1.5～2周岁再免疫1针以减少初免失败的易感者。

5. 乙肝疫苗

宝宝接种乙肝疫苗是预防乙肝病毒感染最有效的方法。接种疫苗后，宝宝体内具有了预防乙肝的免疫力，能够将乙肝病毒清除，阻止感染和伤害肝脏，从而达到预防乙肝感染的目的。因此，父母一定要及时给宝宝接种乙肝疫苗。

接种疫苗前的准备工作

当父母带着宝宝接种疫苗时，以下准备工作必不可少。

（1）备好预防接种证，以供医生进行登记。

（2）保证宝宝有足够的睡眠，不要让宝宝过于疲劳，另外，不宜在宝宝饥饿的状态下接种，以防止宝宝有晕针的现象。

（3）接种前，妈妈最好给宝宝洗个温水澡，换上干净、宽松的衣服，以方便接种疫苗，同时避免摩擦接种部位的皮肤。

（4）注意宝宝近几天有无发热、腹泻、咳嗽、惊厥等症状，如有这些症状或有心脏、肝脏、肾脏等方面的疾病，一定要告诉医生，让医生决定是否能接种。

宝宝计划外疫苗的接种

除国家规定宝宝必须接种的计划内疫苗外，其他需要接种的疫苗都属于推荐疫苗，也就是计划外疫苗。父母可以根据自身条件，有选择地给宝宝接种。

什么是计划外疫苗

计划外疫苗，即二类疫苗，主要是用来预防相对传染性、流行性和危害性较低，但仍对宝宝造成一定危害的传染性疾病。计划外疫苗都是本着自费、自愿的原则，父母可以有选择地给宝宝接种。不过，要特别指出的是，自愿接种不等于不需要接种，如甲肝、秋季腹泻这些季节性很强的传染病，对宝宝的危害并不小。

对免费和自费的疫苗，大多数父母都存在这样的疑惑：免费疫苗是列入国家免疫规划的，所以必须打；自费疫苗是计划外的，是不是能不打就不打呢？其实，免费、自费疫苗同等重要。

对此，专业医务人员指出："虽然计划外疫苗是自费的，但它们是一类疫苗的有效补充，现在推荐的计划外疫苗所预防的都是一些常见疾病，如流感、水痘等。"因此，家长可以根据宝宝的具体情况和医生的推荐，在知情、自愿、自费、按需、科学的原则下进行选择。对于宝宝疾病的预防，免费、自费疫苗同等重要。

计划外疫苗具体介绍

计划外疫苗主要有以下几种。

1. 水痘疫苗

水痘是由感染水痘—带状疱疹病毒引发的以皮肤出疹为特征的传染病，具有高度传染性，常发生于春秋季。宝宝满1周岁即可接种。

2. B型流感嗜血杆菌疫苗（HIB疫苗）

B型流感嗜血杆菌简称HIB，这种细菌主要通过空气飞沫传播。HIB疫苗可预防B型流感嗜血杆菌引起的脑膜炎、肺炎、败血症、蜂窝组织炎、关节炎、会厌炎等疾病，尤其是2个月到2周岁的宝宝很容易被传染，建议宝宝出生2个月就开始接种。通常宝宝超过5周岁就不需要接种了。

3. 轮状病毒疫苗

轮状病毒疫苗可以预防由轮状病毒感染引起的腹泻。接种这种疫苗不能完全避免宝宝得病，但可以减轻宝宝腹泻的症状。该疫苗主要接种对象为2个月龄至3周岁的宝宝。

4. 流感疫苗

流感疫苗可以预防流行性感冒病毒引起的流感，不能防止普通性感冒的发生。接种流感疫苗的最佳时机是每年流感季节开始前的1~2个月，这样能更有效地发挥疫苗的保护作用。当然，在流感流行开始以后接种也有预防效果。建议6个月以上的宝宝接种。

5. 甲肝疫苗

甲肝疫苗是用于预防甲型肝炎的疫苗。不过父母要注意，甲肝疫苗有两种，一种是灭活疫苗，一种是减毒活疫苗。第一种更安全、稳定些，宝宝的体质不太好或者患有其他疾病的话，建议选择灭活类型。甲肝疫苗主要接种对象为1周岁以后的宝宝。

6. 肺炎疫苗

肺炎疫苗主要能预防肺炎球菌引起的肺炎。肺炎是由多种细菌、病毒等微生物引起的疾病，单靠某种疫苗预防效果有限，一般健康的宝宝可以不选择接种，但体弱多病的宝宝，应考虑选用。

7. 狂犬病疫苗

被猫、狗等动物咬伤或是抓伤，破损皮肤或黏膜被动物舔过等，都应该尽快清洗伤口，并及时到医院注射狂犬疫苗。注意正确清洗伤口的方法为：用肥皂水（或其他弱碱性清洗剂）和一定压力的流动清水（如自来水管）交替清洗咬伤和抓伤的伤口，每处伤口至少冲洗15分钟，冲洗范围为伤口周围15cm，最后用生理盐水冲洗伤口。

目前狂犬病疫苗有"5针法"和"4针法"两类疫苗，两者在效果和不良反应方面没有特别的不同。另外，接种狂犬病疫苗后，要通过1个月左右的时间才能形成免疫，因此一定要严格按照规定的时间接种，不能中断。

最后，带宝宝接种疫苗后，须在预防接种单位留观至少30分钟。若宝宝出现轻度发热等一般反应，通常不需做任何处理。若高烧不退或伴有其他并发症，应及时就诊。

小贴士：当父母带着宝宝到户外活动时，千万不要让宝宝逗狗玩哦，哪怕它的主人就在旁边。

健康小知识

如何选择计划外疫苗呢？

给宝宝选择计划外疫苗时，要注意以下事项。

（1）考虑宝宝具体生活环境的变化。比如宝宝要上幼儿园时，可提前一个月接种水痘疫苗，因为水痘很容易在群居的环境中迅速传播。

（2）考虑宝宝的体质。如果宝宝的免疫力较差，容易患某方面疾病，父母可以选择相应的疫苗。如宝宝经常患呼吸道感染性疾病，可以考虑接种肺炎疫苗。

（3）考虑家庭的经济状况。有些疫苗有多种免疫程序的选择，经济条件一般的家庭可以选择经济实用的疫苗。

哪些宝宝不宜或需暂缓接种疫苗

接种疫苗虽是提升宝宝免疫力、预防传染病的一种有效措施，但并不适用于所有宝宝。有以下情况的宝宝不宜或应暂缓进行疫苗接种。

不宜接种疫苗的宝宝

1. 有过敏体质的宝宝

过敏体质是指宝宝反复接触某种物质，容易发生过敏反应，出现相应症状，其中以过敏性皮疹最为常见。如果发现宝宝过去接种某种疫苗曾发生过敏反应，则应停止接种，否则容易发生不良的后果。

2. 患有神经系统疾病的宝宝

如果宝宝患有神经系统疾病，如癫痫、脑病、瘫症、脑炎后遗症，接种疫苗时可能会引起严重的神经系统反应。因此，这类宝宝不宜接种疫苗，或应在医生的指导下谨慎接种疫苗。

3. 先天性免疫功能缺陷或低下的宝宝

通常，有先天性免疫功能缺陷或低下的宝宝，接种疫苗后效果不仅比健康宝宝差，还容易引起不良的反应，尤其是接种活疫苗。比如大家熟知的脊髓灰质炎糖丸，就是一种减毒活疫苗，当先天性免疫功能缺陷或低下的宝宝接种后，有可能会因此患上由疫苗引起的小儿麻痹症。

如果宝宝容易反复发生细菌或病毒感染，感染后常常伴有发热、皮疹及淋巴结肿大等症状，父母应带宝宝去医院检查是否有免疫功能缺陷，并在接种疫苗时特别小心。

4. 重度营养不良或患严重佝偻病的宝宝

重度营养不良或患有严重佝偻病的宝宝，不能服用脊髓灰质炎糖丸疫苗。

5. 患严重心脏、肝脏等疾病的宝宝

患严重心脏、肝脏、肾脏疾病及结核病的宝宝不宜接种疫苗。这类宝宝的体质差，体内的球蛋白质量不高，而形成抗体的主要成分是球蛋白，因此接种后形成的抗体就少，起到的免疫作用较差，甚至在接种活疫苗时容易引起感染，给原有疾病带来副作用。

小贴士：当不宜接种疫苗的宝宝被狂犬抓伤、咬伤，需要接种狂犬疫苗时，一定要在医生的指导和密切观察下才可以接种。

暂缓接种疫苗的宝宝

1. 患有发烧、感冒等急性疾病的宝宝

当宝宝正在发烧、感冒时，特别是发烧在37.5℃以上，或伴有其他明显症状的宝宝，应暂缓接种疫苗。此外，如果宝宝处于某种急性疾病的发病期或恢复期，或处于某种慢性疾病的急性发作期，应推迟接种疫苗，等宝宝身体好了并经过一段时间调养后再接种疫苗。

2. 腹泻的宝宝

患有腹泻的宝宝，肠胃非常脆弱，身体的抵抗力也极其虚弱。如果这时给宝宝接种疫苗，很可能使他的身体出现一些不良的反应，且有可能给他的身体造成一定的损伤。因此，宝宝在腹泻的情况下，应暂缓接种疫苗。

3. 有皮肤病的宝宝

当宝宝接种的部位有严重的牛皮癣、皮炎、湿疹及化脓性皮肤病时，应该在治愈之后再进行疫苗接种。

4. 近3个月内注射过免疫球蛋白的宝宝

如果宝宝在近3个月内注射过免疫球蛋白，必须暂缓接种麻风、水痘等减毒活疫苗，等孩子身体恢复之后再根据情况来接种。

此外，在传染病流行时，密切接触了传染病人的宝宝，不宜马上接种疫苗，必须度过该传染病的最长潜伏期没有发病后再接种。

疫苗可以提前接种吗?

宝宝接种疫苗不能提前。因为接种疫苗的规定程序是有一定科学性和严密性的,与宝宝体内的抗体水平、注射疫苗后抗体的产生,以及抗体的持续时间有一定的关联。父母应根据卫生部规定的免疫程序按时接种,提前接种反而不好。但因宝宝生病或其他原因,不能按时接种疫苗的情况也是比较普遍的。如果宝宝不能按时接种,可以在他身体状况良好的时候再进行补种。

接种疫苗后的常见反应及其护理方法

    大多数宝宝接种疫苗后都不会有太强烈的反应，但也需要父母了解一些护理方法，将宝宝接种后的反应降到最低。那么，宝宝接种后的常见反应有哪些呢？父母应如何护理？

    宝宝接种疫苗后，可能会有不适反应，如轻微疼痛、轻微发热等，其实这些反应属于正常现象。虽然疫苗经过了灭活或减毒处理，但毕竟它是一种具有病毒性的蛋白或其他的抗原物，所以对人体仍然会有一定的刺激作用，导致一些不良反应的发生。这也是人体的一种自我保护，就像感冒、发热一样是机体在抵御病原体。常见反应包括全身性不良反应和局部性不良反应。这些反应不会伤害宝宝的身体，父母不必过于担心，不过了解必要的护理方法很重要。

1. 全身性不良反应的护理方法

    全身性不良反应：宝宝接种疫苗后24小时左右出现体温升高的发热现象，还有一些宝宝伴有头痛、恶心、呕吐、乏力、腹泻、周身不适等胃肠道症状，一般持续1~2天，少数持续2~3天。那么父母应该如何护理好宝宝呢？

（1）如果宝宝的体温在38.5℃以下，父母可以采取物理降温的方式，并让宝宝多喝温开水，同时对他的体温变化进行密切观察。通常来说，随着宝宝的体温逐渐恢复正常，其头痛、腹泻、恶心、呕吐等症状也会慢慢缓解或消失。

（2）如果宝宝的体温高于38.5℃，且高烧持续不退，应尽快找医生进行诊治。

（3）宝宝接种后的3天内最好不要给宝宝洗澡，应保持宝宝接种部位的清洁，避免污染物进入注射部位，引起感染。另外，父母要注意宝宝接种后应多休息，保证充足的睡眠；天冷时注意给宝宝增添衣物，天热时不能捂着宝宝。

> **小贴士：** 物理降温法为用温水轻轻擦拭宝宝的全身，重点擦拭四肢、腋窝、手心、脚心和颈部等血管丰富的地方，帮助宝宝身体散热，一直擦拭到体温降下来。

（4）接种当天或延续至次日，宝宝会表现出烦躁、食欲差。此时，父母应让宝宝吃清淡易消化的食物，不要强制他吃饭。

2. 局部性不良反应的护理方法

宝宝的局部性不良反应表现为接种部位出现红、肿、热、痛或局部淋巴结肿大。父母如何护理这样的宝宝呢？

（1）如果宝宝的接种部位发红、发热和肿痛的症状程度较轻，可以选择让宝宝穿干净、质地柔软的衣服，并经常换洗，勤剪指甲，不要碰、抓、挠接种部位，以防发生继发感染。通常1～2天症状可减轻或消失。

（2）如果宝宝的接种部位的红肿面积扩大，而父母未及时处理的话，接种部位就容易留有硬结或形成溃疡等。父母除了采用（1）的护理方法外，还可以用干净的毛巾对接种部位进行热敷，每次10～15分钟，每天 2 次即可。父母应对宝宝的发炎部位多注意和观察，直到炎症完全消失。

注意：如果接种卡介苗的宝宝出现了局部性不良反应，一定不要用毛巾热敷，否则会影响接种的效果。因为热敷容易使卡介苗失去部分活性，减弱疫苗的作用。

异常反应需及时就医

少数宝宝在接种后会出现异常反应，如晕厥、过敏性休克、变态反应性脑脊髓膜炎、过敏性皮疹、血管神经性水肿等，这时需带宝宝及时就医。其中，宝宝接种后出现皮疹时，父母应遵医嘱用药，同时做好宝宝皮肤的清洁工作，尽量让宝宝穿柔软的棉质衣服，不要用香皂和热水清洗皮疹部位，也不能使用刺激性的药物来止痒。

虽然异常反应出现的概率很低，但其后果非常严重。因此，宝宝接种后，父母最好带宝宝在接种地点观察30分钟，没有异常反应才可离开。

宝宝接种疫苗后，为什么还生病

　　宝宝接种疫苗后还生病时，不少父母就认为疫苗没什么作用。其实这是错误的。各种疫苗都是有一定效果的，事实已经证明了这一点。那么，为什么宝宝接种疫苗后还会生病呢？

　　其原因较为复杂，概括分析可能有如下几种。

　　（1）任何一种疫苗接种以后，都不会使接种的人100%地产生免疫力。由于人与人之间的个体差异，即使接种同样的疫苗，每个人产生的反应也不尽相同。在同样的条件下，免疫力弱的人会更容易感染疾病。

　　（2）在接种疫苗时，受种者已处于某种传染病的潜伏期和前驱期，接种疫苗后还没产生保护作用，这种传染病的症状就出现了。

　　（3）由于疫苗质量、接种技术或接种程序不过关等原因，接种后宝宝未能产生免疫力，因此接触相应病原微生物后仍可发病。

　　（4）接种疫苗后，宝宝体内产生的有效免疫时间并不是无限长的，随着接种时间的延长，这种通过免疫获得的特定免疫能力会逐渐消失，宝宝会重新成为易感者。一旦有适宜的致病条件，宝宝还可能会患病。

（5）如果细菌、病毒的传染力超过了人体内的免疫力，即使宝宝接种过疫苗，也有可能患病。

当出现以上情况时，尽管宝宝接种了疫苗，也会患传染病。换句话说，疫苗不是万能的。但是，必要的疫苗还是要定期接种的，毕竟疫苗对疾病的预防和保健作用是显而易见的。

早产儿的疫苗接种需注意什么呢？

（1）体重。需要特别关注宝宝体重的疫苗主要是乙型肝炎疫苗和卡介苗。接种乙型肝炎疫苗需要早产儿体重达到2kg以上，而接种卡介苗则需要早产儿体重达到2.5kg以上。

（2）身体器官及健康状况。一般来说，早产儿需要接种疫苗的话，即便是体重已有2kg或者是已出生2个月，接种疫苗的具体情况依然需要医生进行评估。

（3）极度幼小的早产儿。因住院耽误了正常疫苗接种时间的早产儿，可以在医生的指导下考虑缩短疫苗的接种间隔，以便能赶上正常的接种时间。

国产疫苗和进口疫苗的选择

父母在带着宝宝去医院接种二类疫苗的时候，医生通常会说，疫苗分为国产疫苗和进口疫苗两种，进口疫苗要比国产疫苗贵许多。那是不是说明进口疫苗比国产疫苗好呢？进口疫苗和国产疫苗有什么区别呢？

目前，国产疫苗和进口疫苗都通过了国家卫生部门的严格检查，生产线都是按照GMP的要求，由国家医药监督管理局批准生产。下面我们来看一下两者的区别。

国产疫苗

（1）优点：国产疫苗是减毒活疫苗（指病原体经过各种处理后，发生变异，毒性减弱，但仍保留其免疫原性），优点是价格便宜，使用方便，95%以上的接种者能够产生长期或终生的免疫，并能够在肠道内产生特异性抗体SIgA，使接触者也可获得免疫效果。

（2）缺点：由于国产疫苗是活病毒，所以保留一定的残余毒力。如果用在免疫功能缺陷或免疫抑制剂治疗的宝宝身上，就会诱发严重疾病。

进口疫苗

（1）优点：进口疫苗是灭活疫苗（指先对病毒或细菌进行培养，然后用加热或化学剂将其灭活），使用起来更为安全，一般用在免疫功能缺陷者及其家庭成员，还有接受免疫抑制剂治疗者身上。

（2）缺点：价格比较贵，免疫维持时间较短，且需要重复注射，肠道不能产生局部免疫能力。进口疫苗比国产疫苗贵，主要是因为其毒株及培养工艺不同，以及由此引起的产生抗体数量的多少、防疫时间的长短、副作用的大小等方面存在区别。

通过对比两者的优缺点，父母要知道疫苗并不是价格越高就越好，即不是进口的就一定比国产的好。事实上，国产疫苗和进口疫苗都安全有效，都可以有效地帮助宝宝预防疾病、保证健康。

小贴士：进口疫苗，需要通过特别的审批、冷链运输等，所以费用就比较高，但其成分和效果与国产疫苗几乎是一样的。

因此，父母在为宝宝选择疫苗时不要盲目，而要根据家庭的实际情况和经济实力，仔细咨询医生，做出适合宝宝的判断。

一支疫苗的研发

通常，一支疫苗从研发到上市要经过8至20年的漫长阶段。其间要经过五个步骤：研发、注册、生产、流通、使用。其中研发阶段具体分为：实验室研制、临床前研究、临床试验。实验室研制需要无数次的反复尝试才能得到预期的疫苗。实验室研制的疫苗要进行临床前研究，这一阶段需要对鼠、豚鼠、兔子等动物进行实验，必要时还要进行猴体实验。

第六章

科学护理，悉心照顾免疫力低的"病宝宝"

如果宝宝免疫力低，总会在身体上表现出一些不适的症状，这时，父母一定要找到导致宝宝生病的根本原因，并根据不同的症状，进行科学护理，帮助宝宝强身健体，提高免疫力。

宝宝感冒，应先辨明类型

婴幼儿时期，宝宝的免疫系统尚未发育成熟，因此更容易患感冒。宝宝感冒了，父母应先辨明感冒的类型，再进行科学的护理和治疗，千万不要擅自给宝宝用药，以免延误了宝宝的病情。

宝宝感冒的类型

从宝宝的患病机理来看，可将感冒分为三类，分别是风寒感冒、风热感冒、流感。那么，父母该如何区分呢？

感冒类型	症状表现
风寒感冒	发热轻、恶寒重、无汗、头痛、身痛、咳嗽、鼻流清涕、舌淡红、脉浮紧
风热感冒	发热重、轻微怕冷、鼻子堵塞、流浓鼻涕、有汗或少汗、头痛、咽喉肿痛、舌苔薄黄或黄厚、舌质红、脉浮而快
流感	起病急，一般发热在38℃～40℃，病情较严重，可有周身疼痛、烦躁不安、全身乏力等症状；有时，局部呼吸道症状可能不明显，仅仅只有流涕、咳嗽

宝宝感冒，父母应如何护理

宝宝感冒了，父母应减少宝宝外出活动，增加休息时间；保持室内空气新鲜与适宜的温度和湿度，避免对流风；鼓励宝宝多饮水等。下面是宝宝感冒引起鼻塞和流眼泪时的具体护理方法。

1. 宝宝鼻塞的护理方法

宝宝感冒最难受的症状之一就是鼻塞。鼻塞容易导致宝宝呼吸困难，尤其是吃母乳时，宝宝往往会啼哭、拒奶，有时甚至会口唇青紫。父母可以试试下面几种缓解宝宝鼻塞的方法。

（1）热敷法。父母可用温热毛巾敷在宝宝的鼻根部，用手轻轻地按摩两侧鼻翼，有舒缓的作用。如果宝宝是因受凉而感冒，父母可用温热毛巾放在宝宝囟门处不断热敷直到宝宝额头出细汗为止。

（2）按揉迎香穴。父母先把手洗干净，然后轻轻按摩宝宝鼻翼两侧的迎香穴1～2分钟。如果宝宝右侧鼻子不通气可左卧，左侧鼻子不通气可右卧。按摩后再让宝宝喝一杯温热开水。

（3）姜末捂脚心。父母可在宝宝睡觉时，将微烫的姜末放在宝宝脚心，这能使宝宝的鼻子呼吸通畅，对治疗感冒也很有好处。

具体方法：把姜切成丝，用干锅炒干，直到炒出姜香味，然

小贴士：父母清洁宝宝鼻腔分泌物时，可用软棉签轻轻地卷出分泌物，如果分泌物过硬，可滴入少许母乳或洁净的水，使其软化后再卷出。

后将炒好的姜丝放入一个小纱布袋中，等姜丝不烫时，贴到宝宝的脚心部位即可。

2. 宝宝流眼泪的护理方法

人的眼睛内下角有鼻泪管，与鼻腔相通，正常情况下，泪液润眼球后流入鼻腔。宝宝感冒后，鼻泪管充血堵塞，使泪液不能流入鼻腔，造成溢泪。

宝宝感冒后流眼泪的护理方法：父母先把手洗干净，再准备好柔软的湿纸巾把宝宝的眼睛、脸部都擦干净，但应注意选择质地柔软、对宝宝皮肤无害的专用纸巾。

当发现宝宝频繁流泪或泪道出现脓性的症状分泌物时，父母首先应排除宝宝因结膜炎、泪囊炎或感冒后鼻黏膜肿胀引起的流泪的情况，以免耽误宝宝的病情。

健康小知识

什么时候需要带宝宝看医生？

当3个月内的宝宝出现感冒症状时，父母应及时带宝宝去看医生。较大一点的宝宝，出现以下情况时，父母也应及时带他去看医生：体温超过39℃，感冒持续5天以上，耳朵出现疼痛症状，持续地咳嗽，呼吸感到困难，总流黄绿色、黏稠的鼻涕。最后提醒父母，不要给感冒的宝宝乱用药哦。

宝宝发热，正确降温是关键

发热是由细菌、病毒、支原体等病原菌引起的，这些病原菌侵入人体后，人体的防御系统为保护机体，会做出各种保护反应来抵御病原菌。

宝宝体温达到多少度算发热

宝宝的腋下正常体温为36℃～37℃，超过37.4℃就属于发热了，37.5℃～38.4℃属于低热，38.5℃以上属于高热。

按直肠温度来算，宝宝的正常基础体温为36.9℃～37.5℃。体温波动在38℃左右属于低热，体温在39℃以上属于高热，连续发热2个星期以上称为长期发热。另外，口腔温度较直肠温度低0.3℃～0.5℃，腋下温度又较口腔温度低0.3℃～0.5℃。

宝宝的正常体温会受年龄、性别、情绪、昼夜、季节、饮食、气温以及衣被的厚度等因素影响有一定范围的波动。比如傍晚时，宝宝的体温会比早上高一些；宝宝运动、哭闹、进食后，体温也会升高。如果宝宝有这种暂时的、幅度不大的体温波动，只要精神状态良好，通常不应该考虑是病态。

宝宝发热的降温护理

通常，宝宝发热更容易发生在晚上，这时，父母应懂得进行科学的护理。宝宝体温不超过38.5℃，只需非药物治疗，即进行适当的物理降温。即使是高热，在使用药物降温的同时，也要配合物理降温。物理降温的方法主要有以下几个。

小贴士：父母不可盲目给宝宝吃退烧药，因为退烧药只能缓解宝宝发热的症状，并不会改变感染的过程。如果使用不当，很可能掩盖病情，耽误治疗，因此当宝宝发热时，不要急于给宝宝用药。

1. 多让宝宝喝白开水

宝宝发烧应多喝白开水，水中也可加入适量的蔬果汁等，这能够加快宝宝体内的新陈代谢，将杀死的病原菌快速排出体外。

2. 低室温法

在宝宝发热时，应维持房间温度在25℃～27℃，使其体温慢慢降下来。可打开空调或电风扇，这样宝宝会感觉舒适些。但父母要切记，一定不能让宝宝正对着空调或电风扇降温。

3. 温水擦身

将宝宝身上的衣物解开，用温水（37℃）打湿毛巾，全身上下进行擦拭，这能够使宝宝皮肤下的血管扩张将体气散出，另外水分由体表蒸发时，也会吸收体热。重点擦拭颈部、腋下、肘部、腹股沟等部位。

4. 温水浴

很多父母认为宝宝发热就不能洗澡，其实恰恰相反，给宝宝洗个温水澡，可以帮宝宝有效降温。水温要比宝宝的体温低3℃～4℃，每次5～10分钟。出浴后即用毛巾擦干，忌吹风。

最后，父母要慎用冷敷和酒精擦拭。因为冷敷可能会刺激宝宝的皮肤，导致毛细血管收缩，妨碍散热；宝宝的皮肤很嫩，酒精渗透性强，酒精擦拭可能会通过皮肤吸收导致中毒。

如果宝宝体温超过38.5℃或宝宝有惊厥史，要及时用退烧药，必要时带宝宝去医院就诊。

健康小知识

如何给宝宝正确地测量体温呢？

测量体温的部位主要有腋窝、口腔和直肠，一般以腋窝为宜。正确地测量体温，需注意几个方面。

（1）测量体温时，应将水银柱甩至36℃以下。

（2）测量腋温需要夹5分钟以上。

（3）饮食、洗澡、运动后不可立即测体温，而应先让宝宝休息30分钟再测量。

宝宝咳嗽，勿急用止咳药

宝宝呼吸系统发育尚不完善，极易发生咳嗽。有的宝宝会反复咳嗽，让父母十分揪心，于是宝宝一咳嗽父母就让宝宝喝止咳药。这个做法是错误的，盲目止咳会适得其反，加重宝宝的咳嗽。因此，父母不要给咳嗽的宝宝急用止咳药，应先分清其咳嗽的原因，然后对症治疗。

宝宝咳嗽的原因

咳嗽是人体的一种自我保护性反射，呼吸道内的病菌和痰液会通过咳嗽排出体外，起着清洁呼吸道并使其保持通畅的作用。

咳嗽也是一些疾病的早期症状，能帮助父母及时发现宝宝的疾病或异常，比如呼吸道感染、咽喉炎、支气管炎、过敏性病史以及吸入异物等。

1. 上呼吸道感染

上呼吸道感染引起的咳嗽多为刺激性咳嗽、喉咙瘙痒、无痰，不分白天黑夜，不伴随气喘或急促的呼吸。宝宝会流鼻涕、嗜睡、食欲不振、精神差，有时会伴随发热，但体温不超过38℃，退热后症状消失，但咳嗽仍然会持续3～5天。

2. 咽喉炎

咽喉炎引起的咳嗽主要表现为声音嘶哑，有浓痰且咳出的少，伴有咽喉疼痛，不会说话的宝宝常表现为烦躁、拒哺，咳嗽时发出"空空"的声音。

3. 支气管炎

支气管炎引起的咳嗽症状表现为有痰，有时会剧烈咳嗽，通常早晨、夜间咳嗽得最厉害，有咳喘声。

4. 过敏性咳嗽

过敏性咳嗽的主要症状为持续或反复发作的刺激性干咳，晨起较为明显，宝宝哭闹时咳嗽加重，遇到冷空气时爱打喷嚏、咳嗽，但痰很少，夜间咳嗽比白天重。过敏性咳嗽持续时间较长，通常花粉季发生较多。有时，咳嗽也会由暂时性的刺激引起，如烟雾或油漆等气味。

5. 吸入异物

如果宝宝之前没有咳嗽、流涕、打喷嚏、发烧等症状，却突然出现剧烈呛咳，同时伴有呼吸困难、脸色不好等现象，很有可能是异物误入咽喉或气管所致，父母要立即查明原因，并及时将宝宝送往医院救治。

宝宝咳嗽，父母应如何护理

宝宝咳嗽时的护理要点主要有以下几点。

（1）穿衣要适宜。宝宝咳嗽了，衣服不要穿得过多或过少，且要穿宽松的衣服，有松紧带的裤子不要系得过紧或穿到胸部，以免加重宝宝的咳嗽。

（2）补充足够的水分。父母要让宝宝少量、多次喝温热的白开水，这能帮助宝宝稀释痰液，有利于痰液的咳出。

（3）拍背排痰。宝宝由于年龄小还不会咳痰，所以父母要帮他拍背排痰，以利于宝宝咳出痰液。方法：宝宝剧烈咳嗽时，父母可以将其抱起，让宝宝上身呈45度角；五指微曲呈半环状，即半握拳，轻轻拍宝宝的背部，两侧交替进行。每侧拍3~5分钟，每天2~3次。

（4）垫高枕头。晚上护理咳嗽的宝宝，要格外细心，以免痰液堵塞呼吸道，影响宝宝正常呼吸。父母可以适当垫高枕头，这样可以减少宝宝食道反流对咽喉部造成的刺激。

（5）室内通风。室温保持在20℃~26℃为宜，室内湿度以

小贴士：宝宝咳嗽时，父母不要随便给宝宝吃止咳药，正确的做法是先观察情况，再对症处理。如果咳嗽症状不严重，可以通过饮食调节和科学护理来缓解，情况严重时应立即就医。

50%～70%为宜，这样有利于宝宝将痰液稀释并咳出。

（6）清洁鼻腔。父母要尽量保持宝宝鼻腔的清洁，鼻塞、流鼻涕都能加重宝宝的咳嗽症状，对不会擤鼻涕的宝宝，父母可以用生理盐水滴鼻液或是球型吸鼻器帮助宝宝清理鼻腔。

（7）多吃蔬果。父母可以给宝宝多吃些梨、萝卜、枇杷、西红柿、大白菜等蔬果，这对宝宝的咳嗽有一定的缓解和治疗作用。

（8）忌吃一些食物。一定要让宝宝忌吃冷、酸、辣等口味的食物或鱼、虾等荤腥食物，以免刺激宝宝的咽喉部，加重咳嗽。

（9）仔细看药物说明。对需要用药的宝宝，父母应先仔细看药物说明，看好药品是化痰的还是止咳的，以免误用而加重宝宝的咳嗽。

咳嗽的分类

宝宝咳嗽，按其性质的不同，可分为干咳和湿咳：干咳表现为咳而无痰或痰量很少，湿咳表现为咳而有痰。如果宝宝属于干咳，可适当用止咳药，但湿咳不能用，因为止咳药会让宝宝咳不出痰，使宝宝咳嗽的情况变得严重，容易造成呼吸道的阻塞。因此，父母给宝宝用药一定要谨慎。

宝宝腹泻，辨其原因很重要

腹泻俗称拉肚子，是婴幼儿期高发的急性胃肠道疾病。腹泻一旦严重，很容易引起脱水症状。缓解和治疗宝宝腹泻，关键是分辨其原因（非感染性腹泻与感染性腹泻），以便能够对症治疗。

非感染性腹泻

非感染性腹泻指非感染性因素引起的腹泻，不伴有发热，偶有呕吐，一般状况良好，体重轻度下降，脱水症状不明显，多数是由消化不良引起的，大便中有未消化的食物颗粒，粪便检查一般正常。

1. 引起非感染性腹泻的因素

引起非感染性腹泻的因素，通常表现在以下几个方面。

（1）喂养不当。人工喂养的宝宝，如果进食的量超过了宝宝胃肠道的承受能力，或是食物品质不好，就容易引起消化不良。比如，给宝宝过早喂食大量淀粉或脂肪类食物，突然改变食物品种或断奶，都可能使宝宝发生腹泻。

（2）气候变化。宝宝体质弱，天气的剧烈变化很容易引起宝宝生病。比如气温过低，腹部受凉会使肠蠕动增加，气温过高则会使胃酸及消化酶分泌减少，消化功能紊乱造成腹泻。

（3）牛奶过敏。如果宝宝脸上出现湿疹，便便呈水样，有可能是食物过敏的表现。牛奶是营养食品的首选，但有些宝宝喝牛奶后会出现不适，这主要是由于牛奶中含有乳糖。乳糖在体内分解代谢需要有乳糖酶的参与，如果宝宝体内缺乏乳糖酶，则乳糖无法在肠道消化，就会造成肠鸣、腹痛甚至腹泻等症状。

2. 科学护理

非感染性腹泻的宝宝多属于轻度腹泻。通常只要多注意饮食，宝宝就可自愈。一般不频繁呕吐，能口服补液的宝宝，可以正常饮食，只是宝宝的饮食需加以调整，比如避免高糖、高脂肪的食物，因为这类食物会加重腹泻。宝宝可继续接受母乳喂养，但要做到少量多次。

小贴士：对非感染性腹泻的宝宝切忌滥用抗生素。因为使用抗生素，不但不会起到积极作用，还会杀死肠道中的健康菌群，引起肠道菌群紊乱，加重宝宝腹泻。

感染性腹泻

除了非感染性因素外，感染性因素也是导致宝宝腹泻不可忽视的原因。感染性腹泻分为细菌感染和病毒感染。细菌感染导致腹泻的患儿大便中往往会有黏液，甚至有脓血样物质，每次排便量不多；病毒感染导致腹泻的患儿往往拉稀水样大便，每次排便量很多，很容易出现脱水情况。

1. 不同病原体引起的腹泻

不同的病原体引起的腹泻，其表现也是存在差异的，父母要懂得如何辨别。

（1）霉菌。如果宝宝的大便为黄色或绿色，稀薄，多泡沫，有黏液，呈豆腐渣样，这属于霉菌感染性的腹泻，通常是营养不良、体质弱或者长期服用抗生素的宝宝容易感染霉菌而引发腹泻。

（2）病毒。病毒是引起腹泻最常见的因素，多发于8～11月份。小儿秋季腹泻主要就是由轮状病毒引起的。发病的宝宝通常伴有上呼吸道感染。排出的大便为白色米汤样或蛋花汤样，有少量黏液，但没有腥臭味。

（3）致病性大肠杆菌。这种病菌引起的腹泻一年四季都可发病，但最容易在5～8月份发病。发病时多数宝宝不发热，也很少呕吐，腹泻次数不多。但严重时，宝宝就会出现发热、剧烈呕吐、大便次数频繁、脱水等现象，排出的大便呈蛋花汤样，有黏液和腥臭味。

2. 科学护理

如果宝宝属于感染性腹泻，应在医生的指导下进行抗生素治疗，同时父母要加强卫生清洁，注意食品及餐具卫生。多给予宝宝母乳喂养，能减少感染性腹泻的发生概率。

另外，父母还应防止宝宝脱水。对轻度脱水的宝宝，可以用口服补液盐兑水来喝，既可以补水，又可以防止体内电解质紊乱。应尽量预防宝宝出现中重度脱水，其脱水进展可能会很快，一旦出现异常，一定要及时就医，以免延误病情。

最后，父母应加强腹泻的宝宝的臀部护理。宝宝的臀部皮肤娇嫩，频繁腹泻的时候很容易引起"红屁屁"，甚至导致局部皮肤破损。对不会表达的宝宝，父母需勤查看宝宝有无排便，及时给宝宝换尿布，每次大便后用温水清洗臀部，然后用干布拭干，并用护臀霜涂抹，以保护局部皮肤。

留取大便样本的注意事项

为了准确知道宝宝腹泻的原因，对大便样本进行检测是常用的方法。在留存样本时，一定要将其存放于塑料瓶或保鲜膜中，而不要放在纸尿裤中，因为大便的水分被纸尿裤吸收后，很难检测出异常情况。便便样本要在1～2小时内送至医院接受检查，否则容易出现假性结果。

宝宝便秘，饮食调整为首选

便秘是婴幼儿的常见病症之一。虽说便秘不是特别严重的问题，但对宝宝的健康成长具有很大的影响。

宝宝便秘的症状表现

每个宝宝的排便频率是有差别的，一些宝宝每天排便多次，而一些宝宝则可能几天才排便1次。只要宝宝的大便性状及量、宝宝进食和身体状态等基本正常，就不需要特别处理。但如果宝宝出现以下情况，就要考虑是不是便秘了。

（1）宝宝排便时很用力，小脸蛋憋得通红，小拳头也紧握在一起，虽然每天排便2～3次，但总量比平常1次的量还少，偶有哭闹不止，直叫"屁屁疼"而不愿意排便，有这些表现就一定是便秘了。特别是宝宝同时食欲降低、腹部胀满、便意频频，则更是便秘的表现。

（2）宝宝的脸色暗黄、皮肤干燥、嘴唇干裂、小便变黄且量少，伴有头痛头晕、容易疲劳、烦躁易怒、精神淡漠、食欲减退等，甚至出现轻度贫血与营养不良等症状，这些也是宝宝便秘的外在表现。

如果宝宝出现了以上这些症状，父母就应该引起重视了，因为经常性的便秘会对宝宝的身体健康造成伤害。比如宝宝对外界事物变得淡漠而显得呆头呆脑；体内不能及时将废物排出，蛋白质腐败物就会被肠道吸收到体内，容易引起毒性反应；还会使宝宝的肛门受到伤害，引发痔疮等。

> **小贴士：**泻药虽然有助于宝宝排便，但不可滥用，否则不仅容易造成宝宝对泻药有依赖性，引起结肠痉挛性便秘，使排便更加困难，而且长期使用还会造成钙和维生素的缺失，引起维生素缺乏症，对宝宝的身体造成伤害。

宝宝便秘，饮食调整为首选

便秘的重要原因之一就是大便中的食物残渣和水分太少。从这里可以看出，饮食与便秘有着直接的关系。同时，大量的实践证明，宝宝便秘主要是由饮食结构不合理、食物摄入量较少、食物成分不均衡等引起的。因此，父母要想改变宝宝的便秘情况，就应从合理调整饮食结构做起。

1. 调整饮食结构

（1）多吃一些新鲜的蔬菜和水果，这样有利于减轻胃肠的负担，使胃肠能够正常地蠕动，减少便秘和大便干燥发生的概率，从而达到缓解宝宝便秘的目的。

（2）多吃一些富含纤维素的食物，如谷类食物。纤维素，一方面可以增加粪便的体积，促进大肠的蠕动；另一方面可以缩短粪便在大肠内的停留时间。尤其是水溶性纤维素能吸收水分而膨胀，在胃肠中形成凝胶，使粪便较软、湿润，易排出。

（3）糖能减弱胃肠道的蠕动。食用柿子后会减少肠液分泌，莲子、糯米的收涩固肠作用较强，蛋白质或钙质过多的食物易使大便呈碱性。这些食物都容易导致便秘的发生，所以父母应让宝宝少食用。

（4）少食多餐。宝宝的胃容量小，每次吃不了太多的食物，但由于精力旺盛，活动量大，几乎每3～4个小时就需要补充能量。父母可以把宝宝每天所需的营养分成三顿正餐和两顿加餐来供给。

（5）补充适量的水分。人体如果缺少水分，就很难保证肠道正常地运行。充足的水分才能起到软化大便的作用，避免大便干燥，促进正常排便，减少便秘的现象。

2. 其他方法

除了调整饮食外，父母也可采取下面的方法缓解宝宝的便秘。

（1）适当运动。父母要让宝宝进行适当的运动。因为适当的运动能够加快宝宝胃肠的蠕动，促进肠道的正常生理作用，缓解宝宝的便秘症状。

（2）穴位按摩。畅通经络有利于气血运行，按摩也是缓解便秘的方法之一。妈妈可以让宝宝仰躺，在他腹部涂上润肤露或按摩油。先用手掌心按顺时针方向环形蠕动着按揉宝宝腹部5～10遍，然后用拇指肚按揉上中下三脘穴，每穴按揉2～3分钟。

上脘穴位于腹部，前正中线上，当脐中上5寸；中脘穴位于腹部，前正中线上，当脐中上4寸；下脘穴位于腹部，前正中线上，当脐中上2寸。

（3）意识性排便训练。意识性排便训练不仅能让宝宝形成排便的规律性，还能对宝宝的便秘起到预防和缓解作用，因为不按时排便也是宝宝便秘的原因之一。

最后，父母应注意，如果宝宝的便秘症状通过以上护理还不能得到缓解或恢复，就应带宝宝到医院进行相关检查来排除是否属于器质性病变。

宝宝喝奶粉便秘怎么办？

宝宝便秘是因为粪便中的不溶物质引起的，不溶物质主要来自肠道中不能吸收的棕榈酸和硬脂酸结合钙质形成的钙皂。因此，为宝宝挑选奶粉时，应尽量不选含有棕榈油、全脂奶粉或乳脂等成分的，而应尽量选用精制植物油配方的，宝宝喝了不上火，对钙质和脂肪的吸收会更好，这样才有助于婴幼儿骨骼的发育和能量的吸收。

宝宝患肺炎，应及时发现与治疗

肺炎是婴幼儿时期的常见病，常在冬春季出现。如不能及时发现与治疗，将会引起呼吸道感染、神经等系统的并发症，严重时还会威胁到宝宝的生命。

宝宝患肺炎的症状表现

肺炎是由感染引起的肺部急性炎症。其早期症状和感冒相似，突出表现为阵发性、刺激性咳嗽，发热可轻可重，但咳嗽往往经久不愈。因它常常被当作感冒或一般的细菌、病毒感染治疗，治疗不恰当或是不及时，所以会对宝宝的发育造成较大影响。因此，父母应及时发现和治疗宝宝的肺炎。

宝宝得了肺炎，会出现明显的症状，只要父母多留意观察，就能及时采取措施或尽早就医，避免病情加重。

1. 一般症状

宝宝肺炎的一般症状为精神状态不佳、拒食、烦躁、呕吐等；通常早期体温为38℃～39℃，也可高达40℃，出现不规则发热；服用退烧药也只能使体温暂时下降，但很快又会上升。另外，父母需要警惕的是，并不是所有患肺炎的宝宝都会发热，如冬春季的流行性肺炎及衣原体、支原体性肺炎可无发热现象。这就需要父母通过其他症状进行判断。

2. 呼吸系统

宝宝患肺炎，其呼吸系统的主要症状为咳嗽、气促等，具体表现如下。

（1）咳嗽。咳嗽开始表现为频繁的刺激性干咳，随后咽喉部出现痰鸣音，咳嗽剧烈时可伴有呕吐、呛奶等。

（2）呼吸道症状及体征。呼吸表浅增快，鼻翼翕动，部分肺炎宝宝口周、指甲会有轻度发绀。3岁以下的宝宝胸壁薄，患肺炎的宝宝不用听诊器也能听到湿啰音，细心的父母可以在宝宝安静或睡着时，仔细听听宝宝肺部呼吸时的声音。

3. 其他系统

（1）循环系统。宝宝患肺炎严重时，可出现并发症如心功能衰竭、脓胸、肺脓肿、心肌炎等。父母千万不能掉以轻心，应及时带宝宝去医院治疗。

（2）神经系统。肺炎引起缺氧时，宝宝会表现得烦躁、嗜睡，甚至出现意识障碍，瞳孔对光反应迟钝等。

（3）消化系统。宝宝患肺炎较轻时，常有食欲下降、吐泻、腹胀等表现；肺炎严重时，可伴随中毒性肠麻痹、肠鸣音消失、腹胀严重、呼吸困难等表现。

宝宝肺炎，父母应如何护理

对于患有肺炎的宝宝，父母的精心护理很重要。

（1）保持室内空气流通，阳光充足，室温应以20℃～26℃为宜，相对湿度保持在60%左右，以利于呼吸道分泌物的排出。

（2）宝宝的衣物被褥不要太厚，因为过热会使宝宝烦躁，导致宝宝呼吸急促、呼吸困难。

（3）宝宝得肺炎后，父母应继续喂奶、喂食。对吃母乳的小宝宝，应少食多餐，增加每天的喂奶次数；对大一点的宝宝，除坚持喂奶外，还应补充营养丰富的食物，以避免宝宝营养不良。

小贴士：父母要注意，一定要彻底治疗宝宝的肺炎，否则很容易反复发作，给宝宝的身体造成二次伤害。

（4）父母要密切观察宝宝的体温变化、精神状态和呼吸情况。经常变换宝宝的体位，取头高侧卧位，保持呼吸道通畅，以利于分泌物的排出。

（5）经常拍宝宝背部，恢复期多抱起宝宝活动，以促进分泌物的排出，增加肺通气。

（6）高热宝宝应多喝温热的白开水，尽量给予物理降温。其具体方法可参考前文的讲解。

（7）保持室内安静、整洁，使宝宝得到充分的休息及睡眠。

（8）宝宝肺炎恢复后，也不要掉以轻心，特别要注意预防上呼吸道感染，否则易反复感染。

引起宝宝肺炎的原因有哪些?

引起宝宝肺炎的原因有许多，主要有以下几种。

（1）病原体的入侵。如病毒、细菌、支原体、霉菌等，其中以病毒性肺炎最常见。

（2）生活环境与习惯的影响。如缺乏锻炼、天气骤然变冷、缺少户外活动等都会使宝宝容易患肺炎。

（3）免疫力低下。宝宝患肺炎，与其身体状况有着密切的关系，如营养不良、贫血、佝偻病、先天性心脏病等免疫力低下的因素容易导致发病。

宝宝患鹅口疮，口腔护理很重要

鹅口疮又名雪口病、白念菌病、鹅口、鹅口疳、鹅口白疮等，多发于婴幼儿。这种疾病因为常常导致口腔里生出白得像雪一样的假膜，所以又称雪口病。

宝宝鹅口疮的原因及症状表现

鹅口疮是由白色念珠菌感染引起的。白色念珠菌是一种微生物，它在健康宝宝的口腔里也常被发现，但并不致病。

1. 引起宝宝鹅口疮的原因

引起宝宝鹅口疮的原因主要有以下几个。

（1）宝宝的口腔黏膜娇嫩，抵抗力弱，稍有擦损，都会使病菌有机可乘，侵入宝宝的伤口继发感染。

（2）如果妈妈有念珠菌感染，婴儿出生通过产道接触到妈妈阴道附近的念珠菌就会被感染。

（3）在哺乳过程中，妈妈的乳头不洁导致宝宝感染。妈妈的内衣、毛巾等所携带的细菌都是造成妈妈乳头不洁的根源。

（4）宝宝用品清洁不彻底。比如奶瓶、奶嘴、尿布等这些和宝宝亲密接触的物品，如果没有做到及时的清洁和消毒，就有可能成为细菌、霉菌的传播媒介。

（5）宝宝在长牙期（通常6～7个月大时），牙床会有轻微地肿胀感，这个时候宝宝便爱咬手指、玩具等，使细菌、霉菌进入口腔，从而引起感染。

（6）宝宝上幼儿园后，也会因为共用物品而与其他宝宝出现交叉感染的现象，导致宝宝患上鹅口疮。

（7）由于父母长时间忽略宝宝的口腔清洁，使存留在宝宝口腔内的奶汁或食物变质导致病菌滋生。

（8）宝宝长期服用抗生素，或采用不适当的激素治疗，会抑制有抗真菌作用的某些革兰阴性菌，机体防御屏障的正常菌群遭到破坏，白色念珠菌数量增加，造成体内菌群失衡，霉菌乘虚而入并大量繁殖，最终导致宝宝患鹅口疮。

2. 宝宝鹅口疮的症状

（1）轻微症状。宝宝鹅口疮多发生在口腔内舌、颊和软腭处，疾病初为口腔黏膜出现乳白色奶块样的膜样物，呈斑点状或斑片状分布，周围无炎症反应，擦去斑膜后，可见下方不出血的红色创面斑膜，面积大小不等。在感染轻微时，宝宝没有明显的疼痛感，如不仔细检查，很难发现。

（2）严重症状。如果宝宝口腔中受损的黏膜治疗不及时，会蔓延到牙龈、咽部、扁桃体等部位，更为严重的会蔓延至食道、支气管，引起念珠菌性食道炎或肺念珠菌病，导致发热、呼吸困难、吞咽困难等现象。少数可并发慢性黏膜皮肤念珠菌病，可影响终身免疫功能，甚至可继发其他细菌感染，造成败血症。

宝宝鹅口疮的护理

宝宝患鹅口疮时可能会不愿意吃奶或哭闹，宝宝难受，父母看着也心疼。那么，父母如何护理患有鹅口疮的宝宝呢？

（1）如果宝宝在患有鹅口疮之前较长时间服用抗生素或激素，应立即停用抗生素或激素，以建立正常的口腔菌群，抑制霉菌生长。

> 小贴士：如果宝宝出现烦躁、流涎、便秘、啼哭、吞咽或呼吸困难等症状，父母要及时带宝宝去看医生。

（2）宝宝吃完奶后，多让宝宝喝温开水，可冲去留在口腔内的奶汁或食物，避免霉菌继续生长。

（3）宝宝如果因为疼痛不愿吮吸或吃辅食，父母应用小勺耐心喂宝宝，并尽量给予流质或半流质的饮食，避免其摄入过咸、过酸及其他刺激性强的食物，以免增加宝宝的疼痛感。

父母如何辨别鹅口疮和奶块?

宝宝吃完奶后,口腔内会有残留奶液,如果不及时清洁,会形成奶块,这与鹅口疮的特征有一些相似。对缺乏经验的父母来说,区别它们的方法是:用棉签蘸着温开水轻轻擦拭,如果白膜能轻松被擦掉,那就是奶块;如果白膜不容易被擦掉,或用力擦掉后,其下面的黏膜潮红、粗糙,那就是鹅口疮。

宝宝食物过敏，应以预防为主

食物过敏主要是因为人体免疫系统把某种无害的食物成分误认为是对人体有害的物质，刺激机体组织释放出大量的化学物质和组胺，从而引起过敏反应。父母应从根本上了解与食物过敏相关的知识，做到预防为主，防治结合。

宝宝食物过敏的症状表现

食物中诱发过敏性疾病的成分叫作过敏原，它是分子量很小的蛋白或糖蛋白，但够能引起严重的症状。主要症状表现在消化道、呼吸系统、皮肤、神经系统等方面，具体如下表所示。

过敏部位	症状表现
消化道过敏	口咽部瘙痒、便秘、黏液状腹泻、腹痛、腹胀、呕吐、恶心、肠道出血、唾液过多
呼吸系统过敏	支气管炎、胸部发出声响、气喘、喉头水肿、打喷嚏、流鼻涕、鼻塞、眼睛瘙痒红肿、眼泪汪汪、不断发生耳部感染

过敏部位	症状表现
皮肤过敏	湿疹、风疹、荨麻疹、瘙痒、红斑、皮肤鳞状、皮肤干燥、嘴唇肿胀、舌头酸痛、眼皮肿胀
神经系统或脑部过敏	偏头痛、肌肉及关节酸痛、焦虑、易怒、暴躁、啼哭、过于好动、体重增加缓慢、面瘫

如果宝宝出现呼吸问题、面部或嘴唇肿胀，或者进食后出现严重呕吐或腹泻，那么父母应高度怀疑宝宝发生了过敏性休克。这是十分危险的情况，会危及宝宝的生命，这时父母应立刻拨打医院急救电话，同时做好现场的急救。具体方法：让宝宝平躺，保证脑部供血充足，同时要注意宝宝的呼吸道畅通，必要时进行人工呼吸。

可能引起宝宝过敏的食物

宝宝对哪些食物过敏，这个问题是没有标准答案的，不同的宝宝体质不一样，所以过敏的食物也不一样。大体来说，主要过敏食物有以下这些。

（1）富含蛋白质的食物：牛奶、鸡蛋。

（2）海产类食物：无磷鱼、海贝、海蟹、海带。

（3）生食的某些壳类果实：花生、核桃、栗子。

（4）有特殊气味的食物：辣椒、花椒、胡椒、姜、芥末。

（5）水果类食物：菠萝、猕猴桃、桃子、柿子、葡萄。

（6）发酵性食物：酒、醋、酱油、腐竹、发面食品。

除此之外，食物中所含的过敏原可能存在一定的相互交叉性。比如，对牛奶过敏的人可能对羊奶也过敏。会交互反应的食物包括：香料和芹菜，花生和黄豆，牛奶和羊奶，牛奶和肉类。

宝宝食物过敏，应以预防为主

对宝宝的食物过敏，父母其实可以采取一些预防的措施。具体来说，应注意以下几个方面。

小贴士：父母不要太担心，食物过敏的宝宝并不是终生都会过敏，很多食物过敏的现象都会随着宝宝的长大而消失。

1. 坚持母乳喂养

母乳喂养是公认的预防宝宝食物过敏最有效的方法。母乳喂养应至少延长到6个月以上。母乳中许多已知或未知的生物活性成分对宝宝食物过敏的发生有重要的预防作用，如各种益生菌、不饱和脂肪酸、益生元等。

另外，研究表明，牛奶、鸡蛋、花生和海鲜中的食物蛋白可被吸收到母乳中，使过敏宝宝在母乳喂养期间发生不良反应。因此，高过敏体质的妈妈在哺乳期应尽量不吃这些食物。

2. 合理添加辅食

尤其是对有过敏性家族史的宝宝，添加辅食时应注意以下几点。

（1）宝宝第一次添加的辅食要以低过敏的食物为主（谷类食物最好），同时辅食添加不宜过早。每周逐步给宝宝增加一种新食物，从蔬菜、米饭、水果、肉开始。

（2）添加固体食物时，从少量开始，品种以单一为宜，并观察宝宝有无不良反应，如观察无不良反应，再多喂或加入新的辅食。切忌多种新食物同时添加，容易分辨不出过敏原。

（3）对牛奶过敏的宝宝，可食用水解酪蛋白或乳清蛋白奶粉，或用游离氨基酸作为蛋白来源的要素饮食。

（4）对严重过敏的宝宝，最好延长至9月龄再添加辅食。蛋和鱼在宝宝18个月大以后再添加。

健康小知识

宝宝食物过敏，父母应如何排查？

对宝宝的食物过敏原，父母可按如下步骤进行排查。

（1）用心观察，详细记录。如果宝宝有食物过敏的征兆，父母首先要将宝宝吃的每样东西都记录下来。

（2）再度试验，避免误判。在基本确认哪些食物是宝宝的过敏原后，为了确定过敏症状的出现不是巧合，应进行二次试验。

（3）严格排查，持续跟踪。连续2周内不要让宝宝吃这种可疑的过敏食物，如果依旧过敏，再试试下一种可疑食物，直到把你认为有可能引起过敏的每样食物都试过。

宝宝患手足口病，要做好日常清洁

手足口病是由多种肠道病毒引起的常见传染病，以婴幼儿发病为主，多发于秋冬季节。

手足口病的主要特征

手足口病传染性强，传播途径复杂，流行强度大，传播快，短时间内即可造成大范围流行。因此，如果父母发现宝宝出现疑似症状，一定要第一时间带宝宝到医院确诊。接下来，让我们先来了解一下手足口病的主要特征。

（1）发热。大多数患儿是突然发病，首先表现为发热，体温多在38℃左右；有的宝宝还会伴有全身不适、咳嗽、流鼻涕、恶心、呕吐等反应。

（2）分散性疱疹。发热1~2天后，宝宝的口腔黏膜出现绿豆大小的水疱，手、足、臀部出现疱疹，疱疹呈分散状、米粒状，有明显疼痛感；疱疹周围有红晕，疱内液体较少，疱疹消退后不留瘢痕，没有色素沉着。如有继发感染会加重对宝宝皮肤的损害。

（3）呼吸系统症状。呼吸系统症状表现为呼吸浅促、困难，呼吸节律紊乱，嘴唇发绀，有时候还会吐出白色、粉红色或血性泡沫液（痰），肺部可听到痰鸣音或湿啰音。

（4）神经系统症状。神经系统症状表现为精神状态差、嗜睡、头痛、乏力、呕吐、易惊、肢体抖动等，严重时可表现为频繁抽搐、昏迷、脑疝、脑水肿。

> 小贴士：患病的宝宝也有不发热，只出现疱疹的现象。通常大多数宝宝在1周内病情会得到缓解。

（5）循环系统症状。循环系统症状表现为面色苍白、心率增快或缓慢，脉搏减弱甚至消失，四肢发凉，血压升高或下降。

宝宝手足口病的日常护理

宝宝手足口病的日常护理措施，主要有以下几点。

（1）宝宝感染手足口病后，应及时就医，避免与外界接触，通常需要隔离2周的时间。

（2）宝宝用过的物品必须要进行彻底消毒，父母可用含氯的消毒液进行浸泡，不宜浸泡的物品可以放到日光下曝晒。尤其是宝宝的衣物要经常更换。

（3）保持室内通风、空气新鲜、温度适宜，有条件的家庭可以每天用乳酸熏蒸对空气进行消毒。

（4）尽量减少人员进入宝宝的房间，以避免宝宝发生继发感染。

（5）注意让宝宝多饮水，多吃高蛋白、高热量、富含多种维生素的温凉、软烂食物，避免摄入酸、辣等口味的刺激性食物，以减轻宝宝进食时的疼痛感。对拒食、拒饮的宝宝，应遵医嘱给宝宝补充营养液。

（6）让宝宝用生理盐水漱口。对不会漱口的宝宝，父母可以用棉棒蘸生理盐水轻轻地帮助宝宝清洁口腔。

（7）宝宝要勤修剪指甲，必要时包裹宝宝的双手，以防抓破疱疹。

（8）臀部有疱疹的宝宝，父母应随时清理其大小便，保持臀部清洁、干燥。

健康小知识

手足口病的传播途径有哪些？

（1）用品接触。宝宝多在人群密集的场所，通过接触被污染的物品，如毛巾、牙杯、手绢、食具、玩具、奶具、床上用品、内衣等引起间接接触传播。

（2）飞沫传播。患儿咽喉分泌物及唾液中的病毒可通过飞沫传播，故与生病的患儿近距离接触可造成感染。

（3）饮食。当宝宝饮用或食用了被病毒污染的水、食物时，也可发生感染。

第七章

答疑解惑，父母们不知所以的
几个免疫力问题

关于宝宝免疫力的问题，很多父母并不是很了解，或仅仅有个模糊的概念。因此，父母们常常会有一些错误的认识和疑惑。本章主要针对这些疑惑，给出正确的解读，以使父母们在增强宝宝免疫力方面更有把握，从而让宝宝健康成长。

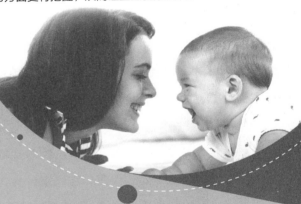

免疫力就是抵抗力吗

许多父母总是容易把宝宝的免疫力与抵抗力混为一谈，认为免疫力就是抵抗力。但其实免疫力并不等于抵抗力。

免疫力是人体自身的防御机制，是人体识别和消灭侵入人体的任何异物（病毒、细菌等），处理衰老、损伤、死亡、变性的自身细胞，以及识别和处理体内突变细胞和病毒感染细胞的能力，是人体识别和排除"异己"的生理反应。

抵抗力指的是在中枢神经系统的控制下，人体的各个系统分工合作，密切配合，保证人体生命活动的正常运行。其中免疫系统是一个非常重要的组成部分。因此我们说，免疫力并不等于抵抗力。

免疫力虽然不等于抵抗力，但它在宝宝抵抗疾病，特别是抵抗感染性疾病的过程中起着重要的作用，它是宝宝身体健康的基本保证。如果宝宝的免疫系统出现了问题，身体将不能防止多种疾病的入侵。因此，完整、成熟的免疫系统是宝宝抵抗疾病的强大后盾。

自愈力指的是什么?

自愈力是指机体的自然愈合能力，是依靠机体自身的免疫系统清除病原微生物的能力。自愈力能帮助人体抵抗疾病，如甲型肝炎，大多数人都能不治而愈。自愈系统包括很多因素，主要包括防御系统、应激系统、免疫系统、修复系统、内分泌系统等若干个子系统，其中任何一个子系统发生协调性、功能性障碍或者受到外来因素破坏时，自愈系统都会调动其他子系统来"替补"，使机体维持健康状态。

宝宝不生病就是免疫力强吗

父母通常认为："宝宝基本不得病，或者很少生病，就是免疫力强！"其实并非如此，宝宝偶尔生病，反而有利于增强免疫力。

人的免疫力分为先天性免疫和后天性免疫。先天性免疫是与生俱来的，每个人都有，它没有专一性，不会只针对某一种病毒、细菌，属于非特异性免疫。后天性免疫是获得性免疫，是得病后才获得的，是一种专指性的特异性免疫。这种免疫力只在人体的免疫系统与病菌彼此交战之后才会产生，因为体内的免疫系统被激活了，下一次病毒、细菌等再侵犯宝宝时，免疫系统就会产生防御反应，做出积极抵抗。

在抵抗的过程中，宝宝的免疫功能就像是新兵，没有实战经验，遇到病毒等敌人侵袭时，二者互相搏斗，战况激烈，所以会出现感冒、发烧等症状。经过无数次的实战训练后，宝宝的免疫系统就会得到锻炼和强化，并记住这种病菌，来预防以后可能遇到的更为严重的疾病。

最后，父母要知道，自然的成长环境对宝宝而言，虽充满着细菌，但也有很多的好处，在安全的范围内，多见识一些东西，会像注入疫苗一样给宝宝增强宝贵的免疫力，对宝宝的健康成长也是有好处的。

因此，父母不要期望宝宝从不生病，而要把生病当成身体经受的一种训练，身体的结构会因此构筑出各种等级的防卫线。每次生病后，宝宝体内就获得了相应的抵御能力，健康的体魄也就由此形成。

小贴士：宝宝免疫力强，不是不生病，而是不容易生病，即使生病后也能很快恢复。

健康小知识

宝宝生病时，治疗不要过于积极

有的父母一看宝宝生病了，就慌了手脚，于是马上去医院，让医生用抗生素把病压下去。其实，这样对宝宝的健康是不利的。因为在宝宝生病初期就用大量抗生素治疗，会把病菌快速杀死，以至于宝宝身体的免疫系统来不及对病菌做出防御反应。等下一次这种病菌再侵袭宝宝时，宝宝还会患病。

另外，宝宝经常用抗生素，也会影响其身体免疫力的形成。因此，父母要记住，宝宝生病时，治疗不要过于积极。

接种疫苗越多越好吗

前面我们已经提到，接种疫苗是提高宝宝免疫力，抵御病毒感染的有效手段之一。因此，一些父母总想给宝宝多打几针疫苗，以增强其对传染病的抵抗力。但是，父母的这种认识真的正确吗？

其实，宝宝接种疫苗并不是越多越好，这样做不能增强宝宝的免疫力，相反，有时候还会对宝宝的身体产生一些不良的影响。这是因为，计划免疫程序是通过大量科学试验制定的，不能随意变更，既不要漏打、少打，也不可重打、多打。父母只要按照程序进行，完全可以保护宝宝免受疾病的传染。

另外，疫苗对人体来说毕竟是异种，是一种外来的刺激，不管是活疫苗、死疫苗、死菌苗、活菌苗，都可引起人体局部或全身的反应。同时，多种疫苗的接种也会产生相互干扰作用。如果接种的多种疫苗搭配合适，

小贴士：免疫麻痹是指在一定限度内，抗体的产量随抗原的用量的增加而增加；但当抗原量超过一定的限度，抗体的形成反而会受到抑制。

能够起到增强免疫力的效果；反之，它们之间可发生干扰作用，强者抑制弱者，会降低人体的免疫力，甚至无法产生免疫力，这在医学上叫免疫麻痹（又称免疫耐受），严重时还会给人体造成伤害。

因此，接种疫苗并不是越多越好。父母应根据自己宝宝的身体情况，在接种国家计划免疫的疫苗之余，慎重选择其他疫苗。最好是先咨询医生，在医生的指导下选择其他疫苗。

疫苗中也有防腐剂？

其实疫苗中也是有防腐剂的，它的名字叫硫柳汞。硫柳汞为广谱抑菌剂，对革兰阳性菌、革兰阴性菌及真菌均有较强的抑制能力。其作用机理为汞离子与菌体中酶蛋白的硫基结合，从而使酶失去活性。另外，它对疫苗中的抗原还具有稳定作用。小剂量的硫柳汞有时会引起过敏反应，大剂量的硫柳汞则可引起肾脏和神经毒性，导致宝宝神经发育迟缓。因此，接种疫苗不是越多越好，接种过多会影响宝宝的健康。

注射丙种球蛋白，可以防宝宝感冒吗

春季和秋季是宝宝感冒的高发期，各大医院的急诊部门往往忙得不可开交。一些父母为预防孩子感冒，听信社会上"给宝宝注射丙种球蛋白，可以预防感冒"的传言，实际上这是一种错误认识。

丙种球蛋白，又叫免疫血清球蛋白，是从人的胎盘血液和健康人血液中提取的物质，属于被动免疫制剂。丙种球蛋白含有健康人群血清所具有的各种抗体，因而有增强机体抵抗力以预防感染的作用，可适应于下面几种症状。

（1）主要治疗先天性丙种球蛋白缺乏症和免疫缺陷病。

（2）预防传染性肝炎（甲型肝炎和乙型肝炎等）。

（3）用于水痘、麻疹、带状疱疹、腮腺炎等病毒和细菌感染的防治。

（4）与抗生素一起使用，能够提高对某些严重病毒性和细菌性疾病感染的疗效。

（5）丙种球蛋白是川崎病主要的治疗药物。川崎病，又称皮肤黏膜淋巴结综合征。

（6）也可用于过敏性鼻炎、湿疹、哮喘等内源性过敏疾病。

注射丙种球蛋白可以把免疫球蛋白内含有的大量抗体输给受者，使受者的身体很快达到一个很强的免疫状态。但是，免疫球蛋白制品不能滥用，主要有以下几个原因。

（1）外来的丙种球蛋白对宝宝来说毕竟是"异物"，个别人注射后可能会引起过敏反应。

（2）丙种球蛋白是一种蛋白，在人体内会被降解，通常人体在注射球蛋白20～28天后，会将其代谢掉，免疫功能也会随之消失，因此注射丙种球蛋白只能作为一种临时应急的措施。

（3）丙种球蛋白属于血液制品的一种，尽管有很好的疗效，但如果在提取过程中不严格把关，就有可能导致受者感染某种疾病。临床上已经发生过多起由于注射被污染的血液制品而感染的病例，因此，注射丙种球蛋白还是存在很大安全隐患的。

（4）这种免疫药物还会扰乱宝宝正常的免疫功能的发育。最后不但起不到预防的效果，反而会抑制宝宝自身免疫功能的发育。

因此，父母千万不要随意给宝宝注射丙种球蛋白，如果因身体需要必须使用，需在医生指导下使用，不可私自滥用。其实，增强宝宝的体质，

小贴士：当宝宝反复生病或久治不愈时，父母不要盲目给宝宝注射丙种球蛋白，而应先查清病因，看体内是否缺少丙种球蛋白。

更重要的是让宝宝均衡营养，养成良好的生活习惯，按时接种疫苗，随着宝宝的成长，其对疾病的抵抗力会逐步增强。

免疫球蛋白是什么？

免疫球蛋白指具有抗体活性或化学结构，与抗体分子相似的球蛋白。免疫球蛋白分为五类，即免疫球蛋白G（IgG）、免疫球蛋白A（IgA）、免疫球蛋白M（IgM）、免疫球蛋白D（IgD）和免疫球蛋白E（IgE）。免疫球蛋白中丙种球蛋白含量占90%以上，含有多种抗体，因此，人们通常将免疫球蛋白称为丙种球蛋白。

益生菌很好，真的多多益善吗

说到益生菌，相信父母都不陌生，当宝宝便秘、积食、厌食，或是过敏、免疫力差时，都会给宝宝吃点益生菌。既然益生菌有这么多好处，那是不是多多益善呢？在解答这个问题之前，先让我们了解一下什么是益生菌。

什么是益生菌

益生菌是一类能够促进宿主肠内微生物菌群的生态平衡，对宿主健康产生有益作用的活性微生物。在宝宝的肠道健康，尤其是腹泻的治疗中，益生菌起着重要的作用。

1. 益生菌的作用

（1）调整肠道微生物群的组成。益生菌能增加肠道内双歧杆菌的数量，其通过增加肠道内有益菌和粪便中微生物的数量、增加短链脂肪酸、降低pH值、减少有害物质、刺激肠道蠕动等手段，改善肠道内的微生态环境，从而达到有益健康的作用。给宝宝喂食含有益生菌的食物后，其肠道中双歧杆菌的数量会增多，致病菌和条件致病菌的数量则会减少。

（2）增强肠道黏膜的屏障作用。益生菌是肠道正常菌群的优势菌群，与肠黏膜紧密结合构成肠道的生物屏障，能够抑制条件致病菌的过度生长，维持肠道的微生态平衡。如果宝宝缺少肠道益生菌，就很容易引起腹泻等肠道疾病。

（3）有效抵抗致病菌的入侵和定植。当肠道中"居住"足量的有益菌时，有害菌就没有地方"定居"了。益生菌产生的醋酸和乳酸增加了肠道的酸度，进一步阻止了不良菌的生长。这些有益细菌有助于氮素的保留，保证宝宝正常的体重，还能产生重要的B族维生素及抵御病菌的免疫球蛋白A。

（4）缓解乳糖不耐症。喂养不耐受是胃肠道功能紊乱导致的不耐受肠内营养的一类症状，乳糖不耐受就是其中之一。而益生菌产生的β-半乳糖苷酶可在肠道中保持酶活力，促进乳糖分解，补充宿主在消化酶上的不足，有利于宿主对乳糖的消化吸收，有效缓解宿主因乳糖不耐症引起的腹胀、返气和腹痛。

2. 益生菌的种类

益生菌的种类有以下三大类。

（1）乳杆菌类，如干酪乳杆菌、嗜酸乳杆菌、拉曼乳杆菌、詹氏乳杆菌等。

（2）双歧杆菌类，如长卵形双歧杆菌、双歧杆菌、短双歧杆菌、嗜热双歧杆菌等。

（3）革兰氏阳性球菌，如乳球菌、粪链球菌、中介链球菌等。

益生菌并非多多益善

现在很多食物、保健品、药物中都添加了益生菌，还有很多父母喜欢给宝宝吃益生菌制剂以提高免疫力。从理论上来说，益生菌对人体健康没有副作用，适当补充能改善肠道内环境；但过多补充益生菌可能会产生负面影响，导致机体内脏器的负荷过重，扰乱人体肠胃内的环境。因此，益生菌并非多多益善。

如果宝宝长期服用人工合成的益生菌产品，会使其肠道功能"变懒"，逐步丧失自身繁殖益生菌的能力，长时间如此，人体肠道便会对外界补充产生一定的依赖性，称之为益生菌依赖症。并且，一旦患上益生菌依赖症，终身都要依靠和使用人工合成的口服益生菌产品来维持身体的健康状态。

那么，益生菌主要在什么情况下使用呢？

（1）因腹泻、便秘等造成大量的益生菌丢失，使肠道菌群失衡，这时可以补充益生菌。

（2）早产儿、剖腹宫和人工喂养的宝宝，其肠道内的双歧杆菌较少，父母可以给这类宝宝适

小贴士：通常，在临床上益生菌口服制剂只限用于治疗肠道功能衰竭或失调的人。而健康的宝宝只要正常摄入食物，自身就能产生足够的益生菌，因此不必再多补充。

当补充益生菌，调整肠道的菌群平衡，提高宝宝肠道的免疫力。

（3）抗生素是个"盲人杀手"，在杀死有害菌的同时，也会消灭掉有益菌。因此，使用抗生素治疗的人可以在服用抗生素后吃益生菌，这样效果会很好。

健康小知识

益生菌、益生元和合生元有什么区别？

益生元是能够选择性地刺激肠道内一种或几种有益菌的活性或生长繁殖，又不会被消化和吸收的物质。我们经常听到的双歧因子就是促进双歧杆菌生长的益生元。益生元主要是低聚糖，平时父母可以给宝宝多吃一些富含益生元的食物，如海藻、大豆制品、根茎类。合生元是益生菌与益生元的复合制剂或再加入维生素、微量元素等。合生元不仅能够发挥益生菌的生理活性，还能选择性增加这种细菌的数量，使益生菌的作用更持久、更显著。

动不动就给宝宝用抗生素，有危害吗

如今，有不少父母对抗生素有着很深的依赖意识，不但自己感冒会马上使用，就连宝宝感冒也会马上给他使用。其实，这样做不但不能起到治疗疾病的作用，还会刺激宝宝的肠胃，产生副作用。

滥用抗生素的危害

抗生素，是指由微生物（包括细菌、真菌、放线菌属）或高等动植物在生活过程中所产生的具有抗病原体或其他活性的一类次级代谢产物，能干扰其他细胞发育功能的化学物质。

滥用抗生素是指在宝宝的免疫系统还没启动的情况下，就提前使用抗生素。结果看起来宝宝的病很快就好了，但其实，本该激发起宝宝自身免疫的过程没有出现，等到下次细菌入侵时，免疫系统就不能迅速做出反应了。长时间如此，宝宝的免疫系统会一直得不到锻炼。

1. 引起细菌耐药

滥用抗生素会导致细菌耐药性迅速上升。细菌耐药指细菌对某种抗生素的敏感度下降，使原来有效的药物作用力减弱甚至完全失效。耐药会导致患者病情反复、恶化等不良后果。而细菌耐药产生的速度远远快于新药开发的速度，这也是为什么越是习惯用药物控制病情的宝宝，越容易得病。

2. 引起不良反应

抗生素进入人体后，除了能够发挥治疗效果，可能也会引起许多不良反应，如过敏反应等。现在我们常见的青霉素皮试是人体注射青霉素的必要步骤，就是因为担心患者会产生严重的过敏反应。

因此，父母要对滥用抗生素的现象引起足够的重视，提高自己的医疗保健意识，这样才能对宝宝的健康负起责任来。

避免误区很关键

关于使用抗生素，父母应避免以下几个常见误区。

1. 抗生素等于消炎药

很多人以为抗生素可以治疗所有炎症。其实，抗生素只是对引起炎症的微生物有杀灭作用，不直接针对炎症发挥作用。很多炎症并不是由病菌引起的，有时甚至是无菌性炎症。因此，这个

小贴士：抗生素作为处方药物，应该由医生根据宝宝的病情决定是否需要使用，父母不要凭个人经验给宝宝选用。

时候把抗生素当作消炎药就是不科学的。

2. 抗生素越新越好，价格越贵越好

这种认识也是不正确的。如红霉素是价格便宜的老牌抗生素，它对于军团菌和支原体感染的肺炎有很好的疗效，而价格非常高的三代头孢菌素治疗这些病的结果就不如红霉素。

而且，一方面老药经过长期的临床应用，药效稳定，不良反应等潜在危害明确，因此安全性更高；另一方面，新的抗生素的诞生往往是因为患者对老的抗生素生出了耐药菌，如果老的抗生素有效，应当"用老不用新"。

3. 一腹泻就使用抗生素

腹泻一般分为感染性腹泻和非感染性腹泻。饮食不当、过敏刺激、天气突变等原因引起的非感染性腹泻，不需要用抗生素治疗。而感染性腹泻中病毒感染所致的肠炎如秋季腹泻，则是由轮状病毒感染所致，也不需使用抗生素。但是，如果宝宝的腹泻是由细菌感染所致，则应使用抗生素来治疗。因此，父母给宝宝使用抗生素时，一定要辨明症状，再选择用药。

4. 一见效就停用抗生素

有的父母只要治疗见效就马上停止用药，这种认识是错误的。如果有了一点效果就停药的话，不但治不好病，而且可能会使已经好转的病情因为残余细菌作怪而反复。

5. 频繁更换抗生素

频繁更换抗生素属于滥用药物的一种，其结果是不仅不能有效治疗病症，还有可能出现耐药或二重感染的情况。

健康小知识

抗生素一般有哪些种类呢?

（1）青霉素类：为最早用于临床的抗生素，疗效好，毒性低。

（2）头孢菌素类：如头孢氨苄、头孢唑啉、头孢拉定、头孢呋辛、头孢曲松、头孢噻肟、头孢哌酮等。

（3）氨基糖苷类：本类抗生素性质稳定，抗菌谱广，在有氧情况下，对敏感细菌起杀灭作用。

（4）大环内酯类：如阿奇霉素、克拉霉素、罗他霉素、地红霉素等。

（5）四环素类：本类抗生素可沉积于发育中的骨骼和牙齿中，反复使用可导致骨发育不良，牙齿黄染，牙釉质发育不良。

另外，还有氯霉素类、林可酰胺类、多肽类及其他抗生素。

附 录

APPENDIX

0～3岁宝宝发育表

注：以下数据是根据卫生部《中国7岁以下儿童生长发育参照标准》整理而成。表格中SD指的是加减标准差，"中位数"表示处于人群的平均水平。宝宝在"−1SD～中位数～+1SD"区间，即在中位数上下标准差范围之内，属"正常范围"。

表1　3岁以下（含3岁）男宝宝身高（长）标准值（cm）

年龄	月龄	−3SD	−2SD	−1SD	中位数	+1SD	+2SD	+3SD
出生	0	45.2	46.9	48.6	50.4	52.2	54.0	55.8
	1	48.7	50.7	52.7	54.8	56.9	59.0	61.2
	2	52.2	54.3	56.5	58.7	61.0	63.3	65.7
	3	55.3	57.5	59.7	62.0	64.3	66.6	69.0
	4	57.9	60.1	62.3	64.6	66.9	69.3	71.7
	5	59.9	62.1	64.4	66.7	69.1	71.5	73.9
	6	61.4	63.7	66.0	68.4	70.8	73.3	75.8
	7	62.7	65.0	67.4	69.8	72.3	74.8	77.4

年龄	月龄	-3SD	-2SD	-1SD	中位数	+1SD	+2SD	+3SD
出生	8	63.9	66.3	68.7	71.2	73.7	76.3	78.9
	9	65.2	67.6	70.1	72.6	75.2	77.8	80.5
	10	66.4	68.9	71.4	74.0	76.6	79.3	82.1
	11	67.5	70.1	72.7	75.3	78.0	80.8	83.6
1岁	12	68.6	71.2	73.8	76.5	79.3	82.1	85.0
	15	71.2	74.0	76.9	79.8	82.8	85.8	88.9
	18	73.6	76.6	79.6	82.7	85.8	89.1	92.4
	21	76.0	79.1	82.3	85.6	89.0	92.4	95.9
2岁	24	78.3	81.6	85.1	88.5	92.1	95.8	99.5
	27	80.5	83.9	87.5	91.1	94.8	98.6	102.5
	30	82.4	85.9	89.6	93.3	97.1	101.0	105.0
	33	84.4	88.0	91.6	95.4	99.3	103.2	107.2
3岁	36	86.3	90.0	93.7	97.5	101.4	105.3	109.4
	39	87.5	91.2	94.9	98.8	102.7	106.7	110.7
	42	89.3	93.0	96.7	100.6	104.5	108.6	112.7
	45	90.9	94.6	98.5	102.4	106.4	110.4	114.6

表2 3岁以下（含3岁）女宝宝身高（长）标准值（cm）

年龄	月龄	−3SD	−2SD	−1SD	中位数	+1SD	+2SD	+3SD
出生	0	44.7	46.4	48.0	49.7	51.4	53.2	55.0
	1	47.9	49.8	51.7	53.7	55.7	57.8	59.9
	2	51.1	53.2	55.3	57.4	59.6	61.8	64.1
	3	54.2	56.3	58.4	60.6	62.8	65.1	67.5
	4	56.7	58.8	61.0	63.1	65.4	67.7	70.0
	5	58.6	60.8	62.9	65.2	67.4	69.8	72.1
	6	60.1	62.3	64.5	66.8	69.1	71.5	74.0
	7	61.3	63.6	65.9	68.2	70.6	73.1	75.6
	8	62.5	64.8	67.2	69.6	72.1	74.7	77.3
	9	63.7	66.1	68.5	71.0	73.6	76.2	78.9
	10	64.9	67.3	69.8	72.4	75.0	77.7	80.5
	11	66.1	68.6	71.1	73.7	76.4	79.2	82.0
1岁	12	67.2	69.7	72.3	75.0	77.7	80.5	83.4
	15	70.2	72.9	75.6	78.5	81.4	84.3	87.4
	18	72.8	75.6	78.5	81.5	84.6	87.7	91.0
	21	75.1	78.1	81.2	84.4	87.7	91.1	94.5

年龄	月龄	−3SD	−2SD	−1SD	中位数	+1SD	+2SD	+3SD
2岁	24	77.3	80.5	83.8	87.2	90.7	94.3	98.0
	27	79.3	82.7	86.2	89.8	93.5	97.3	101.2
	30	81.4	84.8	88.4	92.1	95.9	99.8	103.8
	33	83.4	86.9	90.5	94.3	98.1	102.0	106.1
3岁	36	85.4	88.9	92.5	96.3	100.1	104.1	108.1
	39	86.6	90.1	93.8	97.5	101.4	105.4	109.4
	42	88.4	91.9	95.6	99.4	103.3	107.2	111.3
	45	90.1	93.7	97.4	101.2	105.1	109.2	113.3

表3　3岁以下（含3岁）男宝宝体重标准值（kg）

年龄	月龄	−3SD	−2SD	−1SD	中位数	+1SD	+2SD	+3SD
出生	0	2.26	2.58	2.93	3.32	3.73	4.18	4.66
	1	3.09	3.52	3.99	4.51	5.07	5.67	6.33
	2	3.94	4.47	5.05	5.68	6.38	7.14	7.97
	3	4.69	5.29	5.97	6.70	7.51	8.40	9.37
	4	5.25	5.91	6.64	7.45	8.34	9.32	10.39
	5	5.66	6.36	7.14	8.00	8.95	9.99	11.15
	6	5.97	6.70	7.51	8.41	9.41	10.50	11.72
	7	6.24	6.99	7.83	8.76	9.79	10.93	12.20
	8	6.46	7.23	8.09	9.05	10.11	11.29	12.60

年龄	月龄	−3SD	−2SD	−1SD	中位数	+1SD	+2SD	+3SD
出生	9	6.67	7.46	8.35	9.33	10.42	11.64	12.99
	10	6.86	7.67	8.58	9.58	10.71	11.95	13.34
	11	7.04	7.87	8.80	9.83	10.98	12.26	13.68
1岁	12	7.21	8.06	9.00	10.05	11.23	12.54	14.00
	15	7.68	8.57	9.57	10.68	11.93	13.32	14.88
	18	8.13	9.07	10.12	11.29	12.61	14.09	15.75
	21	8.61	9.59	10.69	11.93	13.33	14.90	16.66
2岁	24	9.06	10.09	11.24	12.54	14.01	15.67	17.54
	27	9.47	10.54	11.75	13.11	14.64	16.38	18.36
	30	9.86	10.97	12.22	13.64	15.24	17.06	19.13
	33	10.24	11.39	12.68	14.15	15.82	17.72	19.89
3岁	36	10.61	11.79	13.13	14.65	16.39	18.37	20.64
	39	10.97	12.19	13.57	15.15	16.95	19.02	21.39
	42	11.31	12.57	14.00	15.63	17.50	19.65	22.13
	45	11.66	12.96	14.44	16.13	18.07	20.32	22.91

表4　3岁以下（含3岁）女宝宝体重标准值（kg）

年龄	月龄	−3SD	−2SD	−1SD	中位数	＋1SD	＋2SD	＋3SD
出生	0	2.26	2.54	2.85	3.21	3.63	4.10	4.65
	1	2.98	3.33	3.74	4.20	4.74	5.35	6.05
	2	3.72	4.15	4.65	5.21	5.86	6.60	7.46
	3	4.40	4.90	5.47	6.13	6.87	7.73	8.71
	4	4.93	5.48	6.11	6.83	7.65	8.59	9.66
	5	5.33	5.92	6.59	7.36	8.23	9.23	10.38
	6	5.64	6.26	6.96	7.77	8.68	9.73	10.93
	7	5.90	6.55	7.28	8.11	9.06	10.15	11.40
	8	6.13	6.79	7.55	8.41	9.39	10.51	11.80
	9	6.34	7.03	7.81	8.69	9.70	10.86	12.18
	10	6.53	7.23	8.03	8.94	9.98	11.16	12.52
	11	6.71	7.43	8.25	9.18	10.24	11.46	12.85
1岁	12	6.87	7.61	8.45	9.40	10.48	11.73	13.15
	15	7.34	8.12	9.01	10.02	11.18	12.50	14.02
	18	7.79	8.63	9.57	10.65	11.88	13.29	14.90
	21	8.26	9.15	10.15	11.30	12.61	14.12	15.85

年龄	月龄	−3SD	−2SD	−1SD	中位数	+1SD	+2SD	+3SD
2岁	24	8.70	9.64	10.70	11.92	13.31	14.92	16.77
	27	9.10	10.09	11.21	12.50	13.97	15.67	17.63
	30	9.48	10.52	11.70	13.05	14.60	16.39	18.47
	33	9.86	10.94	12.18	13.59	15.22	17.11	19.29
3岁	36	10.23	11.36	12.65	14.13	15.83	17.81	20.10
	39	10.60	11.77	13.11	14.65	16.43	18.50	20.90
	42	10.95	12.16	13.55	15.16	17.01	19.17	21.69
	45	11.29	12.55	14.00	15.67	17.60	19.85	22.49

表5　3岁以下（含3岁）男宝宝头围标准值（cm）

年龄	月龄	−3SD	−2SD	−1SD	中位数	+1SD	+2SD	+3SD
出生	0	30.9	32.1	33.3	34.5	35.7	36.8	37.9
	1	33.3	34.5	35.7	36.9	38.2	39.4	40.7
	2	35.2	36.4	37.6	38.9	40.2	41.5	42.9
	3	36.7	37.9	39.2	40.5	41.8	43.2	44.6
	4	38.0	39.2	40.4	41.7	43.1	44.5	45.9
	5	39.0	40.2	41.5	42.7	44.1	45.5	46.9
	6	39.8	41.0	42.3	43.6	44.9	46.3	47.7
	7	40.4	41.7	42.9	44.2	45.5	46.9	48.4

年龄	月龄	-3SD	-2SD	-1SD	中位数	+1SD	+2SD	+3SD
出生	8	41.0	42.2	43.5	44.8	46.1	47.5	48.9
	9	41.5	42.7	44.0	45.3	46.6	48.0	49.4
	10	41.9	43.1	44.4	45.7	47.0	48.4	49.8
	11	42.3	43.5	44.8	46.1	47.4	48.8	50.2
1岁	12	42.6	43.8	45.1	46.4	47.7	49.1	50.5
	15	43.2	44.5	45.7	47.0	48.4	49.7	51.1
	18	43.7	45.0	46.3	47.6	48.9	50.2	51.6
	21	44.2	45.5	46.7	48.0	49.4	50.7	52.1
2岁	24	44.6	45.9	47.1	48.4	49.8	51.1	52.5
	27	45.0	46.2	47.5	48.8	50.1	51.4	52.8
	30	45.3	46.5	47.8	49.1	50.4	51.7	53.1
	33	45.5	46.8	48.0	49.3	50.6	52.0	53.3
3岁	36	45.7	47.0	48.3	49.6	50.9	52.2	53.5
	42	46.2	47.4	48.7	49.9	51.3	52.6	53.9

表6 3岁以下（含3岁）女宝宝头围标准值（cm）

年龄	月龄	-3SD	-2SD	-1SD	中位数	+1SD	+2SD	+3SD
出生	0	30.4	31.6	32.8	34.0	35.2	36.4	37.5
	1	32.6	33.8	35.0	36.2	37.4	38.6	39.9

年龄	月龄	−3SD	−2SD	−1SD	中位数	+1SD	+2SD	+3SD
出生	2	34.5	35.6	36.8	38.0	39.3	40.5	41.8
	3	36.0	37.1	38.3	39.5	40.8	42.1	43.4
	4	37.2	38.3	39.5	40.7	41.9	43.3	44.6
	5	38.1	39.2	40.4	41.6	42.9	44.3	45.7
	6	38.9	40.0	41.2	42.4	43.7	45.1	46.5
	7	39.5	40.7	41.8	43.1	44.4	45.7	47.2
	8	40.1	41.2	42.4	43.6	44.9	46.3	47.7
	9	40.5	41.7	42.9	44.1	45.4	46.8	48.2
	10	40.9	42.1	43.3	44.5	45.8	47.2	48.6
	11	41.3	42.4	43.6	44.9	46.2	47.5	49.0
1岁	12	41.5	42.7	43.9	45.1	46.5	47.8	49.3
	15	42.2	43.4	44.6	45.8	47.2	48.5	50.0
	18	42.8	43.9	45.1	46.4	47.7	49.1	50.5
	21	43.2	44.4	45.6	46.9	48.2	49.6	51.0
2岁	24	43.6	44.8	46.0	47.3	48.6	50.0	51.4
	27	44.0	45.2	46.4	47.7	49.0	50.3	51.7
	30	44.3	45.5	46.7	48.0	49.3	50.7	52.1
	33	44.6	45.8	47.0	48.3	49.6	50.9	52.3
3岁	36	44.8	46.0	47.3	48.5	49.8	51.2	52.6

中国婴幼儿喂养指南

中国婴幼儿喂养指南是与一般人群膳食指南并行的喂养指导。宝宝出生后至满2周岁阶段，构成生命早期1000天关键窗口期三分之二的时长，该阶段的良好营养和科学喂养是儿童近期和远期健康最重要的保障。生命早期的营养和喂养对体格生长、智力发育、免疫功能等近期及后续健康持续产生至关重要的影响。

1. 6月龄内婴儿母乳喂养指南

6月龄内是婴儿自出生后一生中生长发育的第一个高峰期，对能量和营养素的需要高于其他任何时期。6月龄内婴儿处于1000天机遇窗口期的第二个阶段，营养作为最主要的环境因素，能够对其生长发育和后续健康持续产生至关重要的影响。母乳中适宜数量的营养既能提供婴儿充足而适量的能量，又能避免过度喂养，婴儿可获得最佳的、健康的生长速率，为其一生的健康奠定基础。因此，对6月龄内的婴儿应给予纯母乳喂养。

针对中国6月龄内婴儿的喂养需求和可能出现的问题，基于目前已有的充分证据，同时参考世界卫生组织（WHO）、联合国儿童基金会（UNICEF）和其他国际组织的相关建议，中国营养学会特别提出6月龄内婴儿母乳喂养指南的六条核心推荐，具体如下。

（1）产后尽早开奶，坚持新生儿第一口食物是母乳。

（2）坚持6月龄内纯母乳喂养。

（3）顺应喂养，为宝宝建立良好的生活规律。

（4）生后数日开始为宝宝补充维生素D，不需补钙。

（5）婴儿配方奶是不能纯母乳喂养时的无奈选择。

（6）监测体格指标，保持宝宝健康生长。

2. 7～24月龄婴幼儿喂养指南

7～24月龄婴幼儿处于1000天机遇窗口期的第三阶段，适宜的营养和喂养不仅关系到近期的生长发育，也关系到长期的健康。对于7～24月龄婴幼儿，母乳仍然是重要的营养来源，但单一的母乳喂养已经不能完全满足其对能量以及营养素的需求，必须引入其他营养丰富的食物。与此同时，7～24月龄婴幼儿胃肠道等消化器官的发育、感知觉以及认知行为能力的发展，也需要其有机会通过接触、感受和尝试，逐步体验和适应多样化的食物，从被动接受喂养转变到自主进食。这一过程从婴儿7月龄开始，到24月龄完成。这一年龄段婴幼儿的特殊性还在于父母及喂养者的喂养行为对其营养和饮食行为有显著的影响。

针对我国7～24月龄婴幼儿营养和喂养的需求，以及可能出现的问题，中国营养学会特别提出7～24月龄婴幼儿喂养指南，六条核心推荐如下。

（1）继续母乳喂养，满6月龄起添加辅食。

（2）从富含铁的泥糊状食物开始，逐步添加达到食物多样。

（3）提倡顺应喂养，鼓励但不强迫进食。

（4）辅食不加调味品，尽量减少糖和盐的摄入。

（5）注意饮食卫生和进食安全。

（6）定期监测体格指标，追求健康生长。

儿童膳食指南

本指南适用于满2周岁至不满18岁的未成年人（简称为2～17岁儿童），分为2～5岁学龄前儿童和6～17岁学龄儿童两个阶段。2～5岁是儿童生长发育的关键时期，也是良好饮食习惯培养的关键时期。学龄儿童是指从6岁到不满18岁的未成年人。充足的营养是学龄儿童智力和体格正常发育，乃至一生健康的物质保障。学龄儿童比学龄前儿童更需要强调合理膳食、均衡营养。这一时期也是行为和生活方式形成的关键时期。该指南是在一般人群膳食指南核心推荐基础上的补充说明和指导。

1. 学龄前儿童膳食指南

（1）规律就餐，自主进食不挑食，培养良好饮食习惯。

（2）每天饮奶，足量饮水，正确选择零食。

（3）食物应合理烹调，易于消化，少添加调料、少油炸。

（4）参与食物选择与制作，增进对食物的认知与喜爱。

（5）经常户外活动，保障健康生长。

2. 学龄儿童膳食指南

（1）认识食物，学习烹饪，提高营养科学素养。

（2）三餐合理，规律进餐，培养健康饮食行为。

（3）合理选择零食，足量饮水，不喝含糖饮料。

（4）不偏食节食，不暴饮暴食，保持适宜体重增长。

（5）保证每天至少活动1小时，增加户外活动时间。

宝宝接种疫苗的常见问答

为了帮助父母增长宝宝接种疫苗的相关知识，特精选了下面16个常见问题。

1. 为什么接种疫苗后要留观至少30分钟？

答：接种疫苗以后，由于个体原因，极少数人可能会发生过敏反应。监测数据表明，过敏性休克大多发生在接种后30分钟内。发生过敏性休克后，如果受种者不在医务人员监护范围内，就容易发生生命危险，所以接种现场必须配有医生和急救药品，主要是为了防止发生意外。如果监护人怀疑自己的孩子接种疫苗后发生了不良反应，就应该及时向接种人员或疾病预防控制中心咨询或报告。

2. 儿童8月龄时接种过麻疹疫苗，还需要再接种麻腮风疫苗吗？

答：是的。按照我国《扩大国家免疫规划实施方案》的要求，婴儿在8月龄时应接种1剂次麻风疫苗，18~24月龄时还应接种1剂次麻腮风疫苗。

3. 新生儿为什么要在出生后24小时内及时接种乙肝疫苗？

答：我国大多数乙肝病毒表面抗原携带者来源于母婴垂直传播

及儿童早期的感染。因为新生儿对乙肝病毒无免疫力，而且新生儿的免疫功能尚不健全，一旦新生儿感染了乙肝病毒，则易成为乙肝病毒表面抗原携带者。1岁以下婴儿感染乙肝病毒后，将有90%以上的人会变成慢性乙肝病毒表面抗原携带者。由此可见，新生儿预防乙肝尤为重要。所有的新生儿都应当在出生后24小时内尽早接种第1剂乙肝疫苗，并按照0、1、6月龄的免疫程序，完成3剂乙肝疫苗的全程接种。

4. 流动儿童如何接种疫苗？

答：我国对流动儿童的预防接种实行属地化（即现居住地）管理，流动儿童与本地儿童享受同样的预防接种服务。如果有6周岁或6周岁以下的孩子迁入其他省份，可直接携带原居住地卫生部门颁发的预防接种证到现居住地所在接种单位接种疫苗。如之前未办理预防接种证或预防接种证遗失，可在现居住地接种单位补办预防接种证。

5. 在哪里可以找到孩子接种疫苗的相关信息？

答：一般来说，孩子出生后办理的预防接种证上都有需要接种疫苗的名称、接种时间等信息。同时，可登录中国疾病预防控制中心免疫规划中心的网站、当地疾病预防控制中心网站查询，也可以到当地疾病预防控制中心或预防接种单位咨询。

6. 为什么有的疫苗接种1剂，有的疫苗要接种多剂？

答：根据各种疫苗免疫程序，有的疫苗需要接种1剂，如卡介苗；有的疫苗需要接种2～4剂，如乙肝疫苗、甲肝疫苗、百白破联合疫苗、麻腮风疫苗等。这是因为，在每种疫苗上市之前，都要经过科学、严格的临床试验，得出接种几剂、多大剂量、间隔多长时间可以达到最佳免疫效果的结论。因此，家长应按照免疫程序按时带孩子接种疫苗。若遇到需要宝宝同时接种2种或2种以上国家免疫规划疫苗的情况，应在不同部位接种；需要宝宝多次接种的疫苗，最好每次接种都选用同一品牌的疫苗，以获得最佳的免疫保护效果。

7. 患过流腮是否还需要接种麻腮风联合疫苗？

答：麻腮风联合疫苗可预防麻疹、流腮、风疹三种疾病。患过流腮后，接种麻腮风联合疫苗仍可以预防另外两种传染病。也可以选择接种麻疹疫苗和风疹疫苗。

8. 青霉素过敏者能接种疫苗吗？

答：对青霉素过敏和接种疫苗没有必然联系。只有当疫苗中含有青霉素成分时才不能接种。如果没有这种成分，是可以接种的。但过敏性体质的儿童在接种前，其监护人需认真阅读说明书，并咨询临床医生，谨慎接种。

9. 患过甲肝的宝宝还需要接种甲肝疫苗吗？

答：如果患过甲肝的宝宝，痊愈后能产生足够的保护性抗体，则不需要再接种甲肝疫苗。

10. 为什么一定要按免疫程序进行预防接种？

答：不同的疫苗，有不同的免疫程序，这是以临床试验和多年科学实践为依据而制定的。如乙肝疫苗、百白破疫苗、脊灰疫苗等至少需要完成3剂接种才能使儿童产生足够的免疫力。随着儿童的长大，体内原有通过接种疫苗获得的免疫力也会逐渐下降。因此，有些疫苗要进行加强化免疫。

11. 提早接种了某一种疫苗，是否对孩子的身体有伤害？

答：提前接种疫苗一般不会对身体有害，但有可能影响疫苗的免疫效果。为了获得更好的保护效果，父母最好按照规定的免疫程序带宝宝接种疫苗。

12. 周围的人没有患麻疹，为什么还要给孩子接种麻疹疫苗呢？

答：周围的人没有患麻疹，并不代表麻疹病毒不存在。麻疹是通过呼吸道传播的，若孩子未接种过麻疹疫苗，未获得过免疫保护，很有可能被感染，尤其是在公共场所，如医院、超市、商店等人群聚集的地方。因此，按时接种麻疹疫苗，才能起到最好的预防效果。

13. 多次服用脊灰减毒活疫苗糖丸是否对身体有害？

答：按照《预防接种工作规范》，每一种国家免疫规划疫苗都有规定的免疫程序，适龄儿童只要按程序接种即可。但在强化免疫时，可不论接种史，所有无禁忌证的适龄儿童一律接种1剂或2剂疫苗，这样做是为了避免漏掉一部分易感儿童。脊灰减毒活疫苗是安全的生物制品，多次服用不会对身体有害。

14. 父母是乙肝患者，孩子出生时接种过乙肝疫苗，应该什么时间再接种？

答：母亲是乙肝病毒携带者的儿童是乙肝疫苗接种的重点人群，他们比一般儿童感染乙肝的概率要高很多。这些儿童在完成乙肝疫苗全程接种后的1个月，就可以采集静脉血检测乙肝病毒感染指标，了解其是否被乙肝病毒感染以及疫苗免疫是否成功，如果乙肝病毒表面抗体小于10mIU/ml，则需要进行再次免疫，一般可采用3剂接种。

父亲是乙肝患者，儿童出生后也应尽早接种乙肝疫苗，按程序完成3剂全程接种。由于乙肝疫苗的保护持久性好，目前全球所有国家都不推荐加强免疫。但对于家庭中有乙肝病毒携带者的家庭成员来说，如果乙肝病毒表面抗体小于10mIU/mL，可再次接种。

15. 孩子可以一次接受多种疫苗吗？

科学证据表明，同时接种几种疫苗不会对儿童的免疫系统造成不良影响。儿童每天接触数百种异物，这些异物都能诱发免疫反应。进食这个简单的动作，也能将新的抗原带入体内，而且人的口腔和鼻腔内就有无数细菌。一名儿童因患普通感冒或咽喉痛而接触到的抗原数量远远超过疫苗接种本身。

一次接种几种疫苗的一大好处是可以少去医院，从而节省时间和金钱。此外，当能够进行疫苗联合接种时（例如，百日咳、白喉和破伤风），就会减少注射次数，同时减少给儿童带来的不适，还可以采取多种措施来缓解疫苗接种时的疼痛。

16. 需要通过疫苗接种来防范流感吗？

流感是一种严重的疾病，每年在全球导致30万至50万人死亡。孕妇、幼童、健康状况欠佳的老人，以及患有哮喘或心脏病等慢性病的人群，受严重感染和死亡威胁的风险更高。接种流感疫苗可大大降低这些人群的感染率和致死率。为孕妇接种流感疫苗的另一个好处是能为新生儿提供保护。

季节性流感疫苗能使人们对在任何季节都流行且流行性最高的三种毒株产生免疫。它是降低人们患严重感冒和传染概率的最好方式，且这类疫苗的使用已经超过60年。避免感冒意味着能节省由其带来的额外医疗费用，也能避免因请病假导致的收入损失。